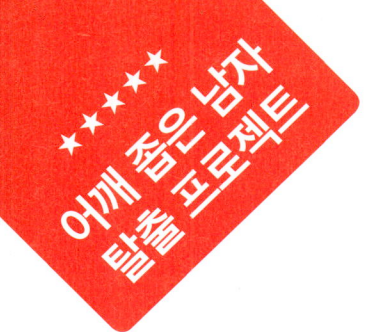
어깨 좁은 남자 탈출 프로젝트

남자의 어깨를 완성하는
절대 10분

정주호 지음

비타북스

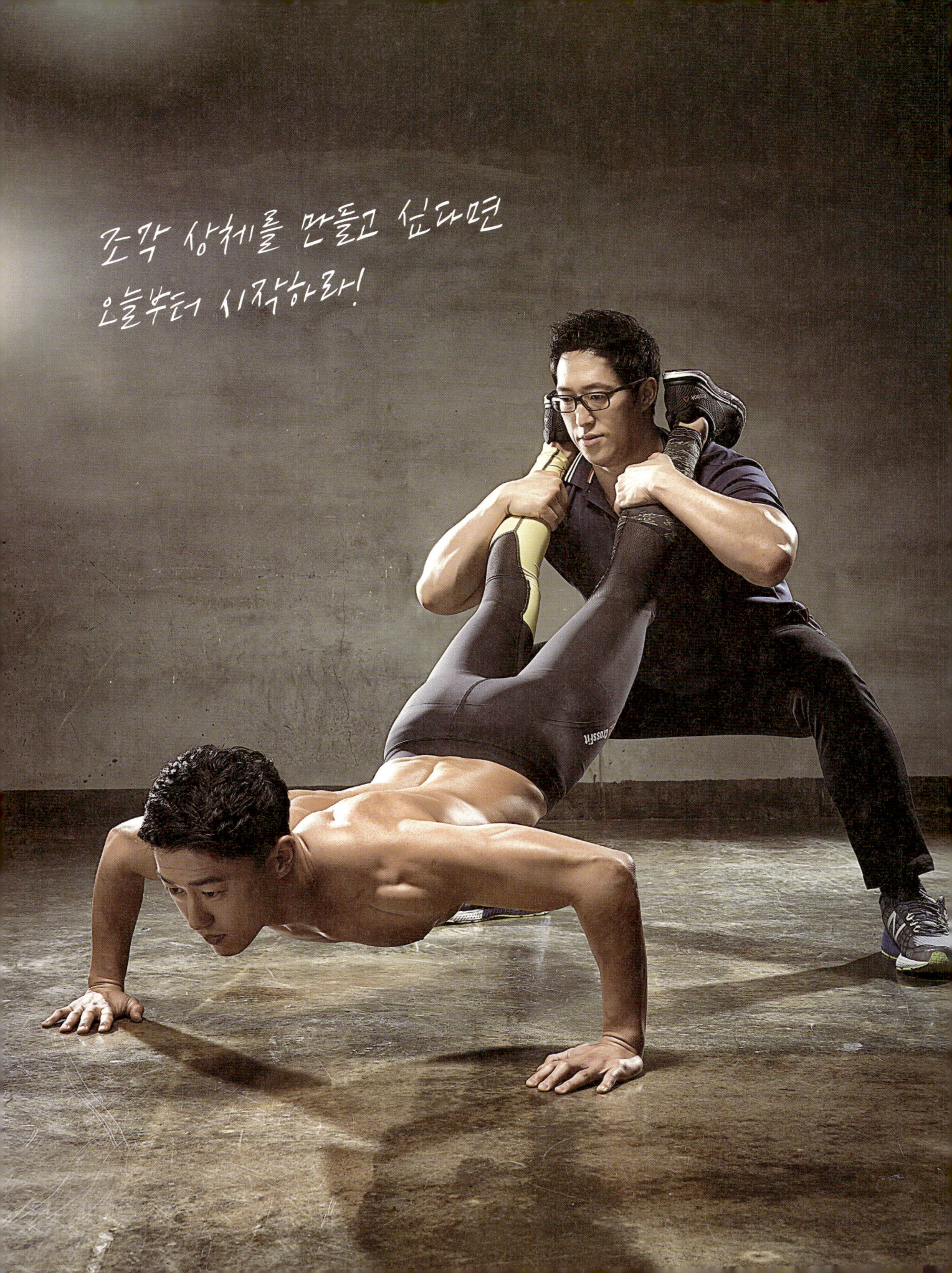

안기고 싶은 어깨를 만드는

저자 정주호는,

어린 시절 나약했던 몸과 마음을 극복하기 위해 운동을 시작한 이후 23년째 트레이너의 길을 걷고 있다. 국내 최초로 5개국(미국, 캐나다, 홍콩, 호주, 한국)에서 트레이너 자격을 취득했으며, 근육과 마음의 힘을 함께 키워주는 멘탈 피트니스 전문가이다.

이병헌, 이범수, 다니엘 헤니, 송중기, 고수, 한채영, 심은경, 한효주, 손담비, 유이 등 300여 명에 달하는 스타들의 건강하고 매력적인 몸을 단든 마이더스의 손이며 국가대표 수영 선수 박태환의 체력 감독을 맡기도 했다.

현재 건강 코칭 기업인 '스타트레인' 대표, UN 산하 기구인 'IVI(국제백신연구소)' 고문을 맡고 있다. 또한 '횃불트리니티신학대학원대학교'에서 Health&Mission 강의, 전 세계 어린이들을 후원하는 '한국컴패션'의 건강 멘토로서 아이들의 건강한 미래를 위한 운동 프로그램을 개발하는 등 다양한 활동을 펼치고 있다.

그 밖에 국내외 여러 기업에서 '건강한 몸과 마음'을 주제로 활발한 강연을 벌이며 《남자 몸을 만드는 절대 10분》을 비롯해 13권의 책을 집필·번역했다.

모델 이승환은,

피트니스 모델로 《Health&Exercise》, 《allure》, 《우먼센스》 등에서 활약했으며, 현재 '임펄스휘트니스'에서 퍼스널 트레이너 팀장을 맡고 있다.

하루 10분 4주 트레이닝

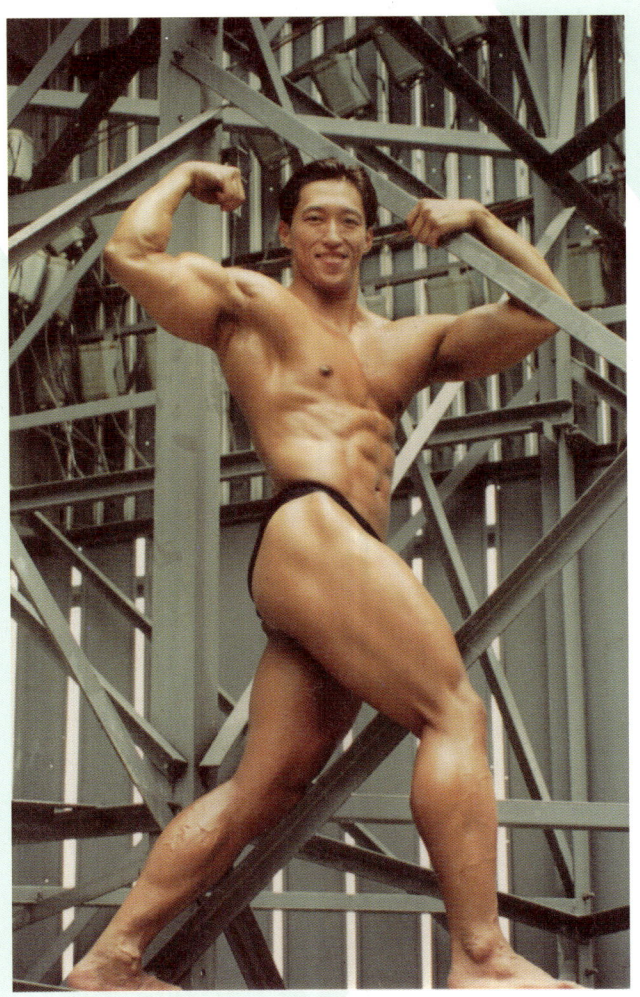

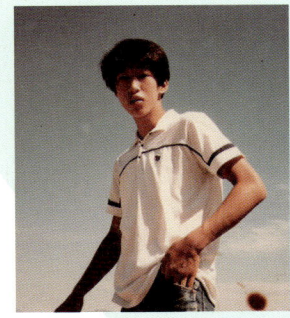

1 몸무게가 겨우 49kg 정도였던 시절의 모습.

2 '미스터 서울 헤비급 대표 선수'로 활약하던 시절의 모습.

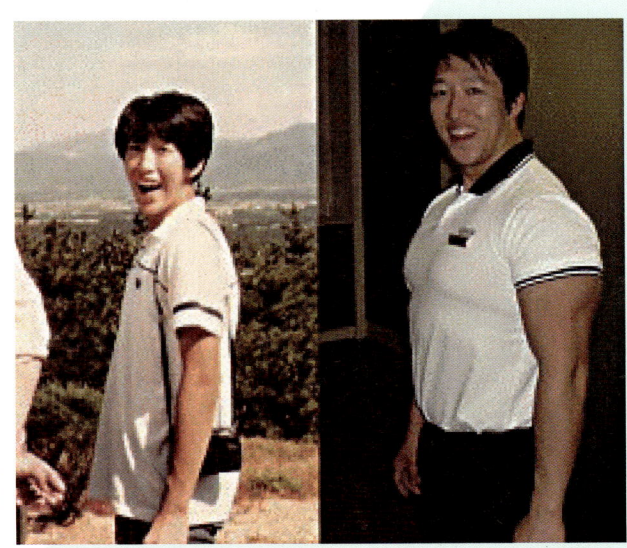

3 작은 골격과 마른 체형을 극복하고, 운동 후 자타가 공인하는 멋진 몸을 완성한 정주호 트레이너.

어깨 넓은 남자가 될 준비, 되셨습니까?

넓은 어깨를 가진 남자가 진짜 매력남이다

한 매체에서 이삼십 대 여성들을 대상으로 조사한 결과에 따르면 43%의 여성이 남성의 넓은 어깨와 등, 가슴에 매력을 느낀다고 답했다고 합니다. 남성의 넓은 어깨는 '남성미의 상징'이며 동시에 '손에 꼽히는 이상형' 그 자체라는 의미일 수 있지요.

넓은 어깨야말로 남자의 생명이자 자존심입니다. '어좁이'를 탈출해 보고 싶으신가요? 마르다 못해 '빈약해 보인다'는 말을 그만 듣고 싶으신가요? 안기고 싶은 어깨, 기대고 싶은 어깨, 누구에게도 지지 않을 넓은 어깨를 가진 남자가 되고 싶지 않으십니까? 매력적인 '어깨 깡패'가 되는 방법은 간단합니다. 어깨를 넓히는 운동을 시작하시면 됩니다.

파워풀한 조각 상체, 그 완성은 듬직한 어깨다

그동안 좋은 몸을 가진 남자를 판단하는 기준은 단연 복근이었습니다. 복부에 얼마나 선명한 '王자'가 있느냐가 몸짱의 기준이었지요. 물론 복근이 중요하긴 합니다만 아무데서나, 누구에게나 쉽사리 보여줄 만한 부위는 아니지요.

사실 상체 근육 중 가장 공들여 만들어야 하는 부위는 어깨입니다. 셔츠 속 복근은 겉으로 드러나지 않지만 어깨만큼은 그 윤곽을 확실히 드러낼 수 있기 때문이지요. 게다가 아무리 선명한 복근을 가졌어도 좁고 빈약한 어깨를 가지고 있다면 결코 좋은 몸매로 인정받기 어렵습니다.

누구라도 부러워할 조각 같은 상체를 만들기 위해서는 기본적으로 어깨가 넓은 역삼각형 몸매가 되어야 하지요. 물론 잔근육이 도드라진 탄력 넘치는 등과 복부, 강한 힘이 느껴지는 탄탄한 팔과 가슴도 중요합니다. 하지만 역삼각형의 필수 요소인 듬직하고 넓은 어깨 라인을 갖추고 있어야 비로소 파워풀한 조각 상체를 완성했다고 말할 수 있습니다.

넓은 어깨가 큰 얼굴, 짧은 다리, 마른 몸을 커버한다

오로지 건강을 위해 운동하던 시대는 지났습니다. 자기 관리라는 말이 유행처럼 번지기 시작하던 그때부터 사람들은 체형 관리에 초점을 맞춰왔지요. 신체적 콤플렉스를 극복하거나, 불만족스러웠던 체형을 보완하는 데에 운동을 새로운 대안으로 생각하게 된 것입니다.

그런 의미에서 어깨를 단련한다는 것은 여러 가지 체형 콤플렉스를 극복할 수 있는, 가장 확실한 비결이라고 말씀드리고 싶습니다. 어깨는 신체 구조상 살이 많이 붙어 있지 않은 부위이기 때문에 조금만 노력하면 근력 강화 효과를 극대화할 수 있습니다. '시간이 없다', '기초 체력이 부족하다' 등의 이유로 짧은 시간에 큰 효과를 보는 운동을 하고 싶으시다면, 상체 중 한군데만 운동할 여유가 있다면, 단연코 어깨 운동을 추천합니다.

어깨를 넓히는 운동을 한다면 다음과 같은 효과들을 얻을 수 있습니다. 첫째, 넓은 어깨를 갖게 되면 상대적으로 얼굴이 작아 보입니다. 둘째, 하체로 머무는 시선을 상체로 끌어 올려 작은 키를 커버할 수 있습니다. 셋째, 하체가 말라서 빈약해 보이더라도 어깨가 넓으면 전체적으로 체격이 좋아 보입니다. 마지막으로 자신감을 끌어 올릴 수도 있지요. 그러니 "타고난 골격이 작아요", "운동할 시간이 없어요"라는 말은 넣어두고 하루에 딱 10분만 어깨 운동을 해 보세요. 언제, 어디에서든 당당하게 어깨를 펼 수 있을 것입니다.

운동 좀 해야 만들 수 있는 남자의 어깨, 4주 만에 완성한다!

하루 4가지 동작, 4주 트레이닝으로 상체가 바뀐다

4주 어깨 운동 프로그램은 하루에 4가지 동작을 하도록 구성되어 있다. 월·수·금요일은 어깨를 넓히는 운동, 화·목·토요일은 어깨 주변 근육을 강화하는 운동을 하게 되는데, 주차별로 운동의 목표를 달리해 강도를 조금씩 높여나간다.
1주차의 월요일에는 4가지 동작을 익히고, 수요일에는 월요일에 배운 동작 중 2가지를 복습하고 2가지 동작을 새로 배우게 된다. 금요일 역시 수요일에 배운 2가지 동작을 복습하고 2가지 동작을 새로 배우는 시스템이다. 어깨 주변 근육 운동은 '부위별 운동'으로 매주 새로운 4가지 동작을 배우는데 화·목·토요일에 반복 시행하면 된다. 4주 동안 총 42가지의 운동법으로 어깨는 물론 가슴, 등, 팔, 복부까지 단련된 건장한 상체와 듬직한 어깨를 얻게 될 것이다.

하루 10분 운동으로 충분한 복합 트레이닝!

"집중력을 발휘해 하루에 10분만 운동하라"고 말하면 많은 사람들이 '과연 10분으로 될까?'라는 의문을 갖는다. 결론부터 말하자면 하루 10분으로도 얼마든지 탄탄한 몸을 만들 수 있다. 무조건 많은 시간을 운동에 투자할 필요는 없다. 얼마만큼 오랫동안 운동하느냐보다 얼마만큼 집중력을 발휘하느냐가 더 중요하기 때문이다.
운동 종류를 다양하게 묶어 목표 근육군과 주변 근육들을 함께 단련하는 운동을 복합 트레이닝이라고 한다. 4주 어깨 운동 프로그램에서는 보통 한 가지 동작을 시행할 때 3~7개의 근육을 자극해 칼로리 소모가 매우 높다. 집중력을 가지고 10분 동안 복합 트레이닝을 하게 되면 결과적으로 적게는 3배, 많게는 7배까지도 운동 효과가 커지는 것이다.

운동 능력에 따라 강도 조절이 가능하다

4주 어깨 운동 프로그램은 누구나 쉽게 따라 할 수 있는 맨몸 운동으로 구성되어 있다. 1주에서 4주까지 '어깨 1', '어깨 2' … 식으로 숫자가 커짐에 따라 운동 강도가 서서히 높아지는 시스템이기 때문에 무리 없이 진행할 수 있다. 하지만 워낙 체력이 약해 힘에 부치거나 전혀 자극이 되지 않는다면 강도를 스스로 조절할 수 있다.
대부분의 운동은 20회 3세트로 진행한다. 만약 강도를 높이고자 할 때는 20회 4세트나 25~30회 3세트처럼 세트 수나 반복 횟수를 늘리면 된다. 강도를 낮출 때는 15회 3세트나 20회 2세트로, 세트 수나 반복 횟수를 줄여 자신의 능력에 맞게 운동하도록 하자.

근육을 깨우고, 기르고, 늘리고, 다듬는 프로그램!

몸을 만드는 일은 건물을 짓는 과정과도 비슷하다. 4주 어깨 운동 프로그램은 잠들어 있는 근육을 깨우는 1주, 깨어난 근육의 힘을 기르는 2주, 근육의 양을 점차 늘리는 3주, 근육의 모양을 다듬는 4주로 이루어진다. 마치 땅을 다지고, 철골을 세우고, 콘크리트로 채우고, 내·외장재와 인테리어로 마무리하는 건축 과정처럼 체계화된 프로그램이다. 이때 어느 하나라도 소홀히 하면 결국 부실공사가 될 수밖에 없다. 한 주 한 주 프로그램을 따라 성실하게 진행하면 건강하고 멋진 몸매를 완성하게 될 것이다.

▶ **어깨를 제대로 운동하고 싶다면**
'워밍업 스트레칭 → 주차별 어깨 운동(월·수·금) or 부위별 운동(화·목·토) → 릴렉스 스트레칭'을 단계별로 시행한다.

▶ **상·하체 균형 잡힌 몸을 원한다면**
어깨를 넓히는 운동뿐 아니라 전체적으로 균형 잡힌 몸을 만들고 싶다면, 《남자의 힙을 완성하는 절대 10분》의 4주 엉덩이 운동 프로그램을 함께 시행하는 것이 좋다.
'워밍업 스트레칭 → 주차별 어깨 운동(월·수·금) or 부위별 운동(화·목·토) → 주차별 엉덩이 운동(월·수·금) or 부위별 운동(화·목·토) → 릴렉스 스트레칭'을 단계별로 시행한다.

식단보다 중요한 섭취 총량의 법칙,
'어떻게' 먹을까 고민하라!

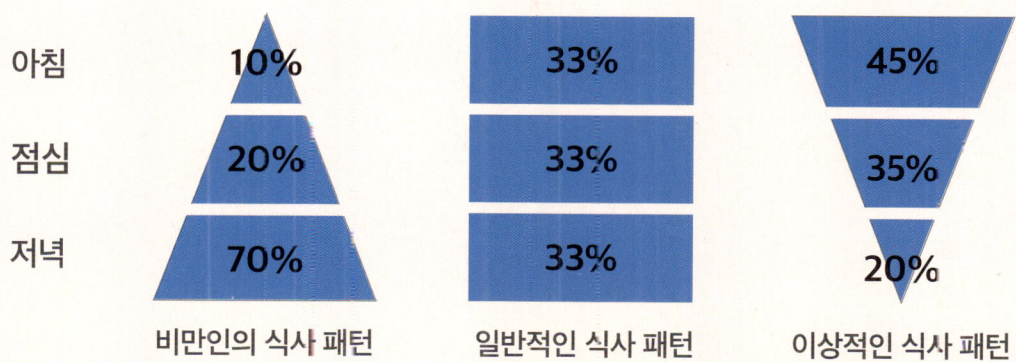

제대로 먹어야 제대로 움직인다

운동이나 다이어트를 시작하는 사람들에게 식이요법에 대한 질문을 받을 때마다 '무엇'보다는 '어떻게'가 중요하다고 강조하지만, 아직도 많은 사람들이 무엇을 먹어야 살을 뺄 수 있는지, 무엇을 먹어야 근육을 키울 수 있는지 묻고는 한다. 그럴 때마다 단호하게 말하지만, 먹어서 살이 빠지거나 근육이 절로 커지는 음식은 없다.

그렇기 때문에 '무엇을 먹어야 할까?'를 생각하기보다는 '어떻게 먹어야 할까?'를 고민하는 것이 중요하다. 특히 지방을 줄일수록 근육이 더욱 선명하게 드러나므로 가능하면 식단 조절과 운동을 함께 실시해 보자.

활동량이 많은 시간에 섭취량을 맞춘다

비만인의 식사 패턴을 살펴보면 하루 세 끼를 꼬박꼬박 섭취하는 경우가 매우 드물다. 우리 몸은 공복기가 길어지면 다음에 섭취하는 칼로리를 지방으로 먼저 변환시켜 몸속에 저장해 둔다. 이것이 체지방으로 비만의 주범이 된다. 따라서 공복기를 최대한 줄일 수 있도록 세 끼를 규칙적으로 챙겨 먹어야 한다.

다음으로는 아침, 점심, 저녁의 섭취 비율을 조절해야 한다. 하루 세 끼를 동일한 비율로 섭취하는 패턴을 일반적인 식사 패턴이라고 가정해 보자. 비만인의 식사 패턴은 아침이 10%, 점심이 20%, 저녁이 70%가량 된다. 아침은 간단하게 우유나 주스 한 잔으로 때우고 점심엔 김밥이나 분식으로 허기를 달래다가 저녁이 되어서야 고기를 굽고 술을 마시고, 배부르게 밥을 먹는 것이다.

체중을 조절하려면 이런 잘못된 식습관부터 바꿔야 한다. 음식은 주로 활동하는 시간인 아침이나 낮에 섭취하는 것이 바람직하다. 누구나 알고 있듯이, 똑같은 음식이라도 아침에 먹으면 살이 덜 찌는 반면 저녁에 먹으면 살이 찌기 쉽다. 몸의 호르몬 분비 체계가 시간에 따라 변하기 때문이다. 아침에는 체지방을 분해하는 호르몬이 많이 분비되는 반면 저녁에는 체지방을 축적하는 호르몬이 많이 분비된다. 따라서 섭취량의 비율을 거꾸로 바꾸게 되면 체중 조절이 훨씬 더 수월해진다. 아침을 40~50% 정도로 섭취하고 점심을 30%, 저녁을 15~20% 정도로 제한해 섭취하는 것이 좋다. 하루 총량이 동일하더라도 체중이 불어나지 않으면서 근력 운동과 병행할 수 있고, 식단 조절에 대한 스트레스도 덜 받을 수 있는 이상적인 식사 패턴으로 말이다.

식단 조절 스트레스를 줄이며 체중을 감량한다

가장 쉽고 기본적인 식사 조절 방법은 섭취하는 총량은 유지하되 분배를 달리하는 방법이다. 하루 세 끼를 규칙적으로 먹되, 이상적인 섭취량 분배 법칙에 따라 그 양을 조절하면 특별한 식이요법을 진행하지 않아도 눈에 띄는 체중 변화를 겪게 될 것이다. 좀 더 드라마틱한 체중 감량 효과를 보고 싶다면 하루 섭취 총량을 기존의 70% 정도로 낮추는 것도 좋다.

Warming-up stretching

준비 운동 1 ▷ 점프하며 팔 뻗기

1. 주먹 쥔 양손을 얼굴 앞쪽에 자연스럽게 모으고 선다.

2. 제자리에서 점프하며, 다리를 넓게 벌려서 착지한다. 점프할 때 팔을 머리 위로 곧게 뻗는다. 20회 실시.

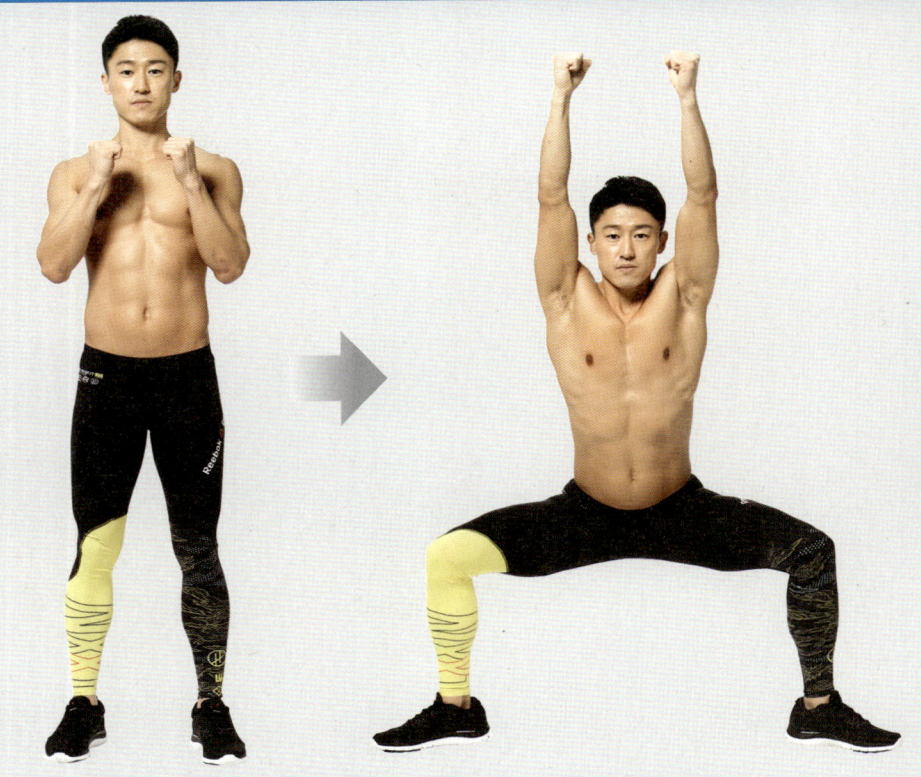

준비 운동 2 ▷ 상체 숙여 팔 벌리기

1. 상체를 숙여 몸을 ㄱ자 형태로 만들고 팔을 구부려 가슴 앞에 모은다.

2. 오른쪽 다리를 사선 뒤로 뻗는 동시에 양팔을 크게 벌린다. 1로 돌아와 왼쪽도 실시한다. 좌우 20회씩 실시.

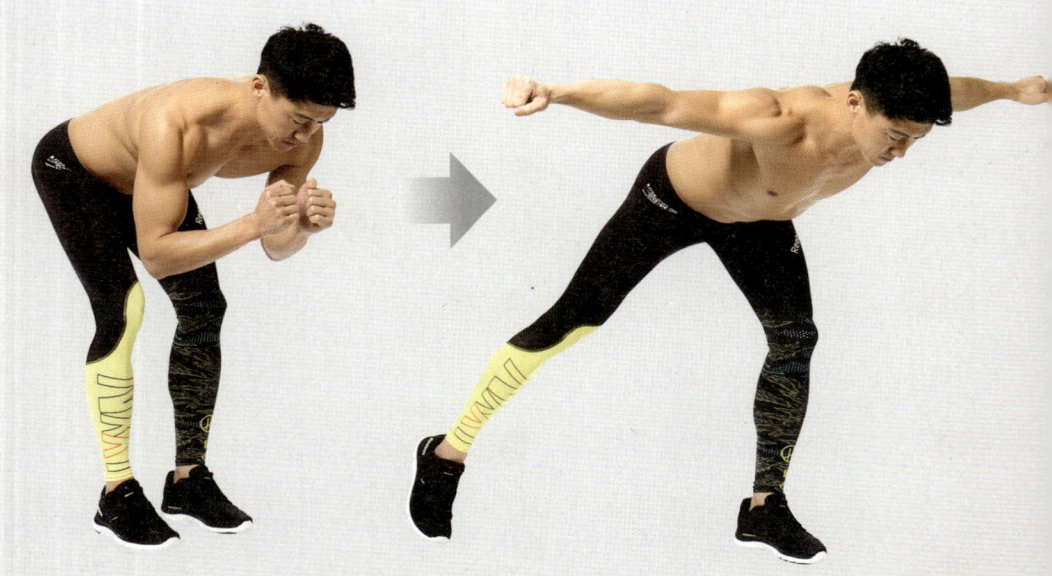

준비 운동 3 > 엎드려 다리 벌렸다 모으기

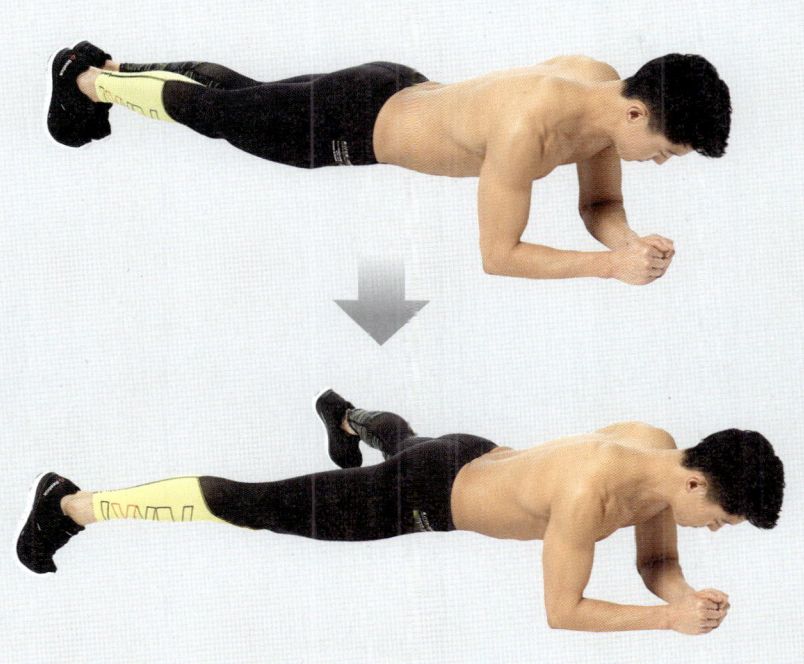

1. 엎드려서 팔꿈치를 구부려 몸통을 일직선으로 유지하고, 주먹 쥔 양손을 얼굴 아래쪽에 모은다.

2. 양발을 최대한 옆으로 벌렸다 모은다 20회 실시.

준비 운동 4 > 팔다리 곧게 뻗기

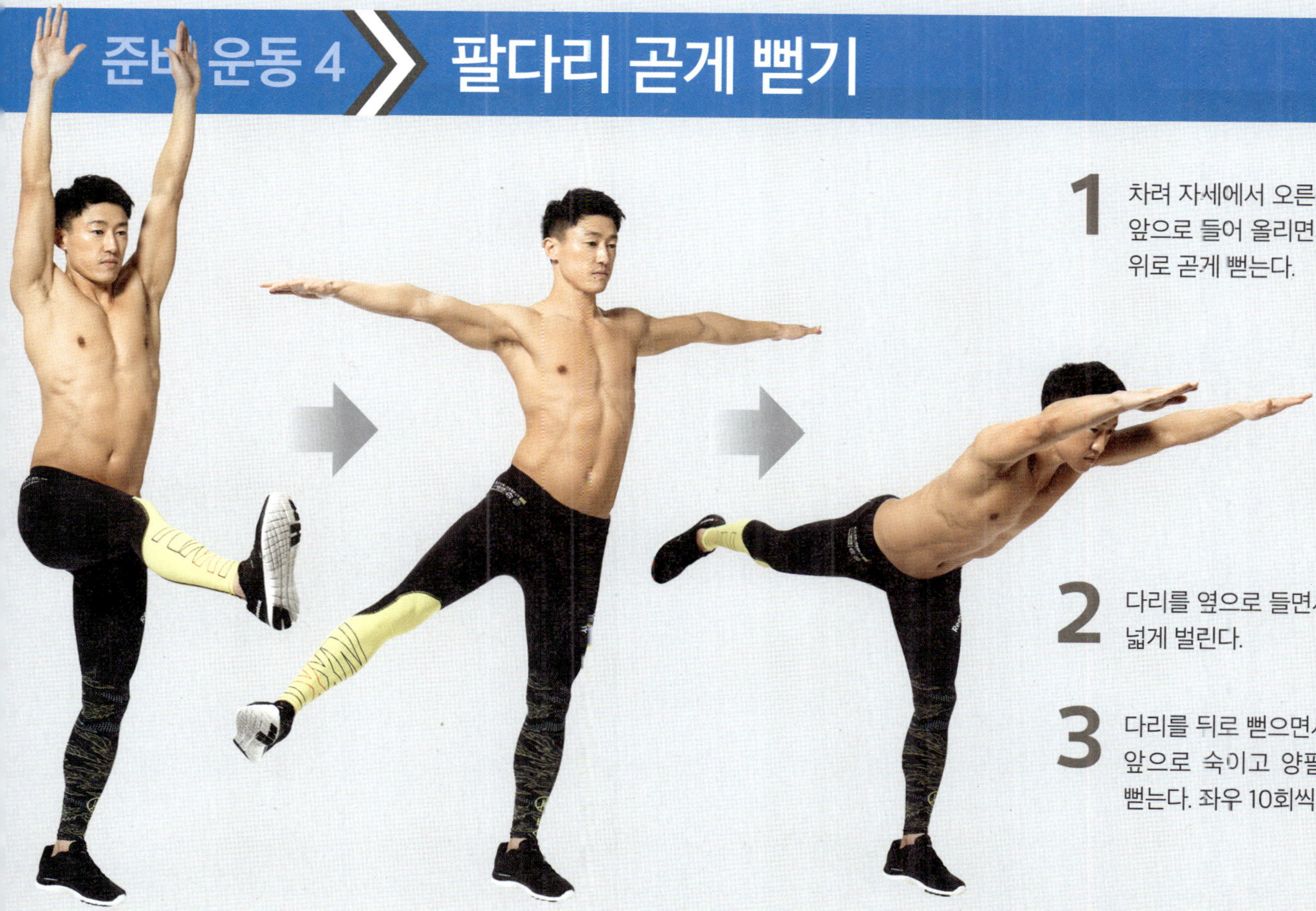

1. 차려 자세에서 오른쪽 다리를 앞으로 들어 올리면서 양팔을 위로 곧게 뻗는다.

2. 다리를 옆으로 들면서 양팔을 넓게 벌린다.

3. 다리를 뒤로 뻗으면서 상체를 앞으로 숙이고 양팔을 곧게 뻗는다. 좌우 10회씩 실시.

Warming-up stretching

준비 운동 5 ▶ 제자리 뛰며 어깨 돌리기

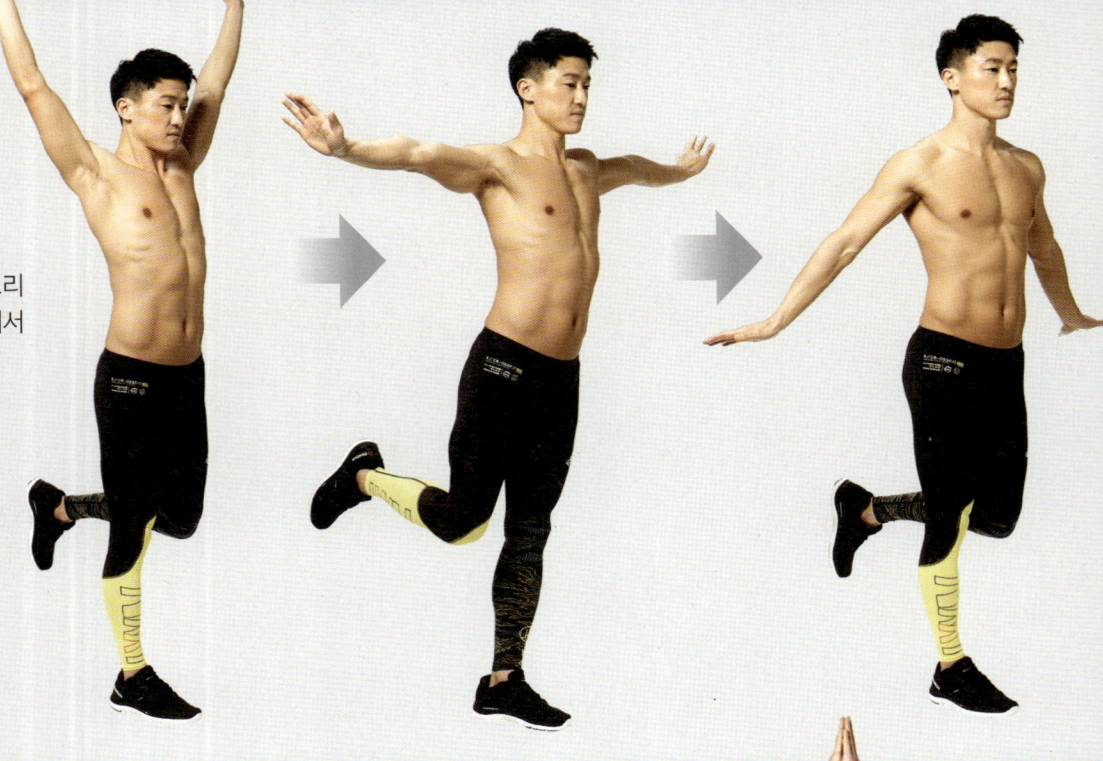

1 양팔을 활짝 펴서 원을 그리듯 어깨를 돌리며 제자리에서 뛴다. 30초 동안 실시.

준비 운동 6 ▶ 앉았다 일어서며 손뼉 치기

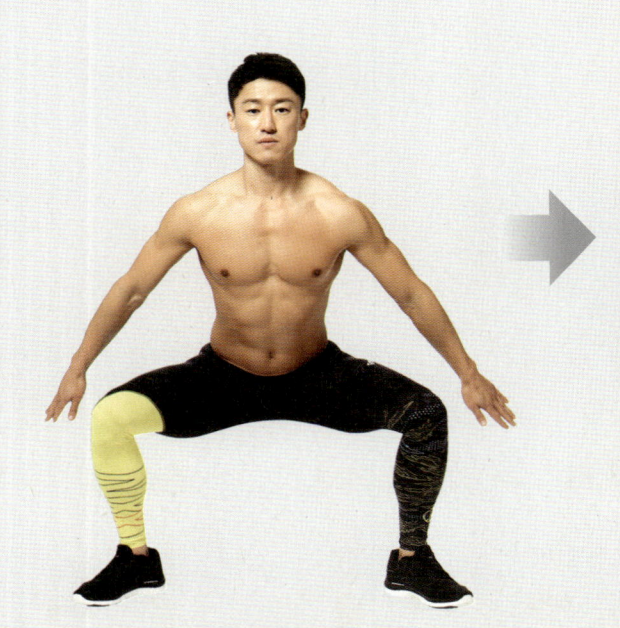

1 상체를 곧게 세운 상태에서 오른발을 어깨너비만큼 옆으로 내딛으며 앉는다.

2 왼발을 오른발이 이동한 방향으로 보내 양발을 모으고 일어난다. 이때 팔은 머리 위로 곧게 뻗어 손뼉을 친다. 계속 같은 방향으로 이동하며 반복한다. 좌우 10회씩 실시.

준비 운동 7 ▶ 달리기 자세에서 무릎 들어 올리기

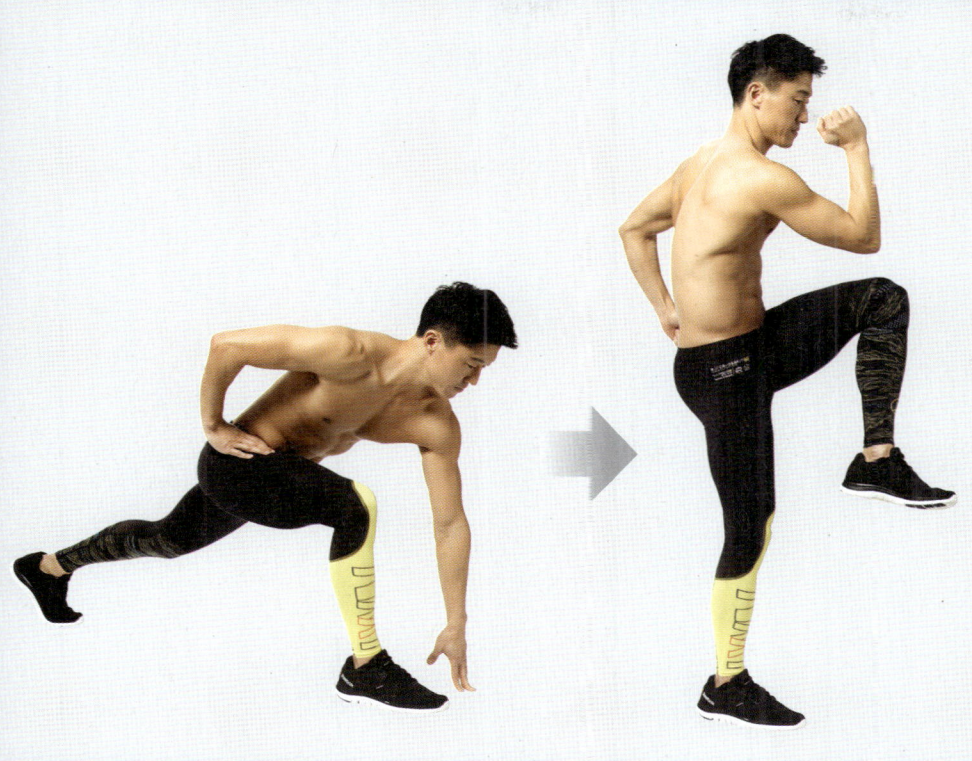

1. 오른쪽 다리는 구부리고 왼쪽 다리는 뒤로 곧게 뻗어 달리기 자세를 취한다.

2. 무릎을 펴면서 일어나는 동시에 뒤로 뻗었던 다리의 무릎을 최대한 가슴 쪽으로 높이 끌어 올린다. 연속 동작으로 쉬지 않고 반복한다. 좌우 10회씩 실시.

준비 운동 8 ▶ 상체 숙였다가 뒤로 젖히기

1. 다리를 어깨너비보다 넓게 벌리고 서서 팔짱을 끼고 최대한 상체를 숙인다.

2. 상체를 살짝 들었다가 다시 숙이면서 팔을 뻗어 손바닥으로 바닥을 터치한다.

3. 1로 돌아왔다가 일어서면서 상체를 뒤로 젖혀 팔을 곧게 편다. 10회 실시.

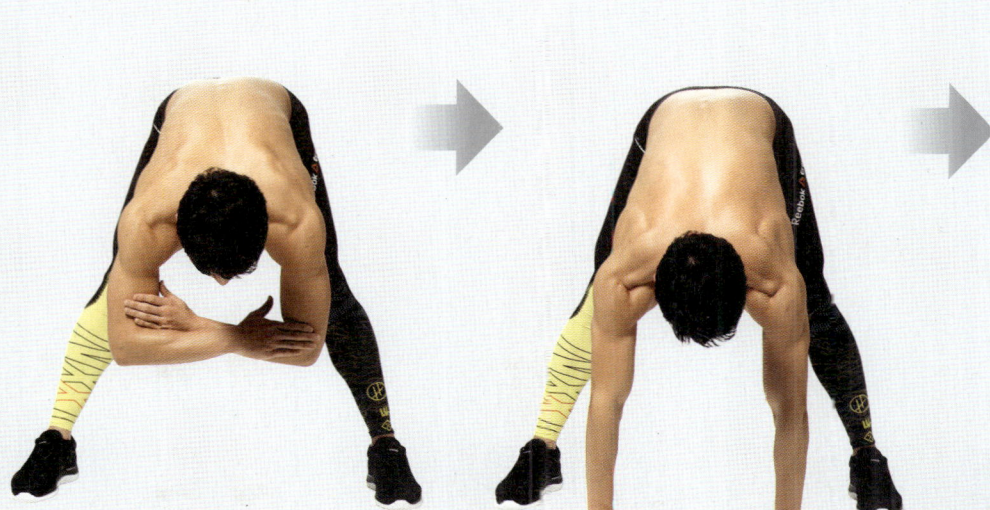
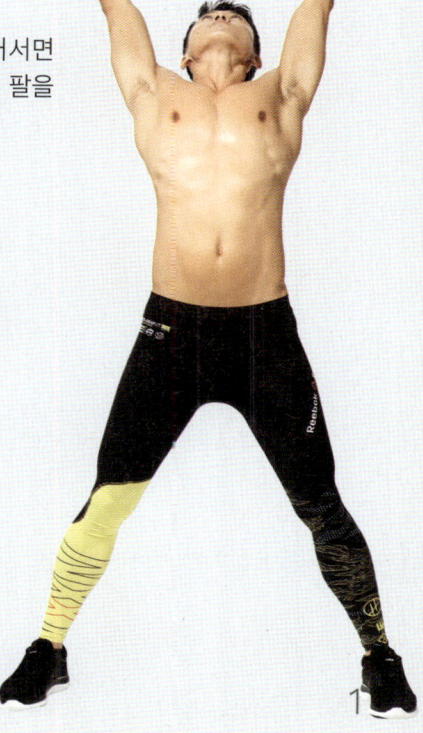

Relax stretching

마무리 운동 1 〉 목 당겨주기

1. 오른손으로 머리의 왼쪽 부분을 감싸듯이 잡는다.

2. 왼쪽 어깨가 움직이지 않게 지그시 머리를 누른다. 좌우 10~20초 동안 실시.

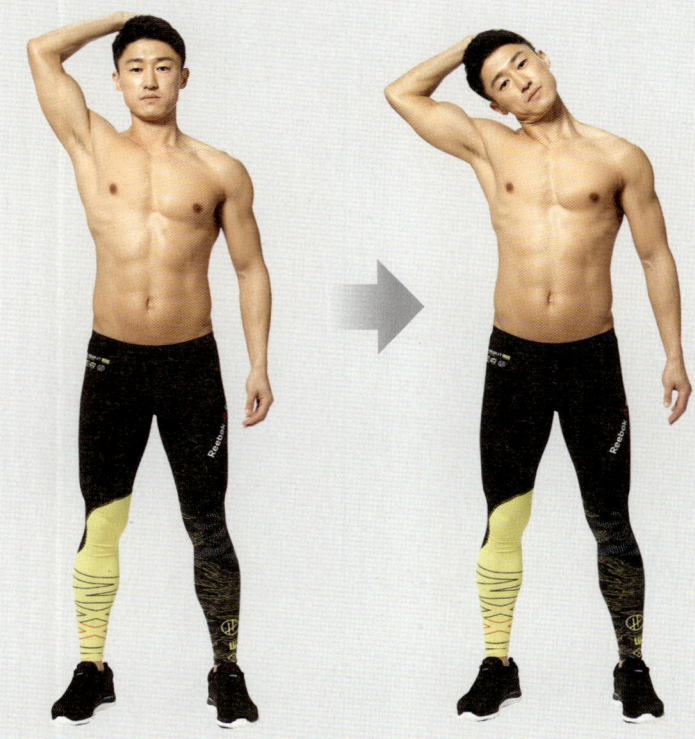

마무리 운동 2 〉 어깨 돌리기

1. 양팔을 곧게 펴서 머리 위로 들어 올린다.

2. 팔꿈치를 구부려 양손을 귀 옆까지 내린다.

3. 1로 돌아와 팔을 머리 위로 들었다가 최대한 크게 뒤쪽으로 돌려 내린다. 10회 실시.

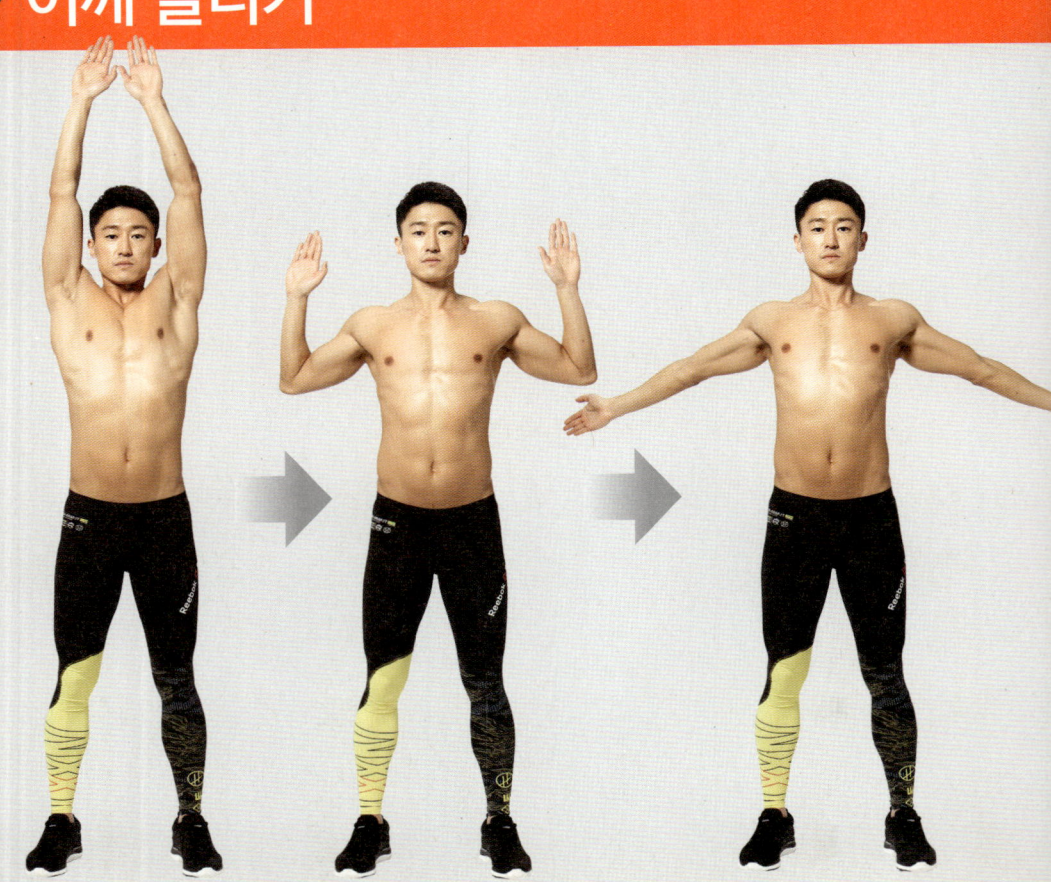

마무리 운동 3 ▸ 가슴 펴기 & 등 굽히기

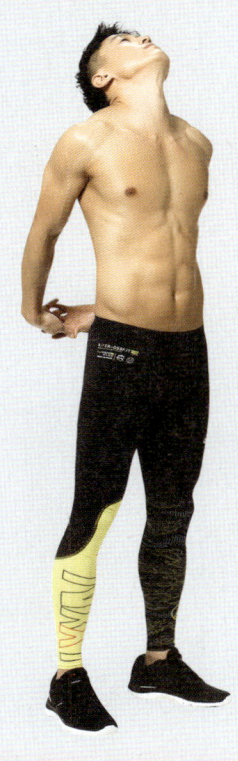

가슴
허리를 곧게 편 상태에서 양손은 등 뒤로 깍지를 끼고 천천히 아래로 내린다. 가슴을 활짝 펴고 머리는 뒤로 최대한 젖힌다. 10~20초 동안 실시.

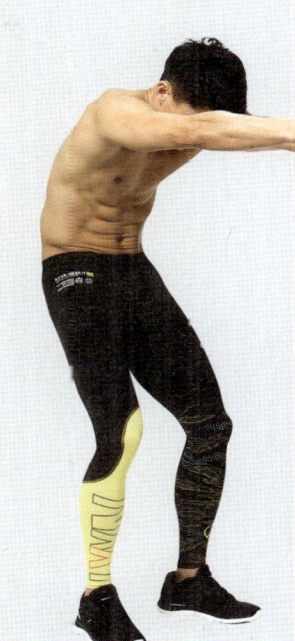

등
깍지 낀 양손을 앞으로 쭉 뻗으며 등을 굽혀 양쪽 날개뼈 사이를 최대한 벌린다. 이때 머리는 앞으로 천천히 숙인다. 10~20초 동안 실시.

마무리 운동 4 ▸ 팔 벌려 허리 돌리기

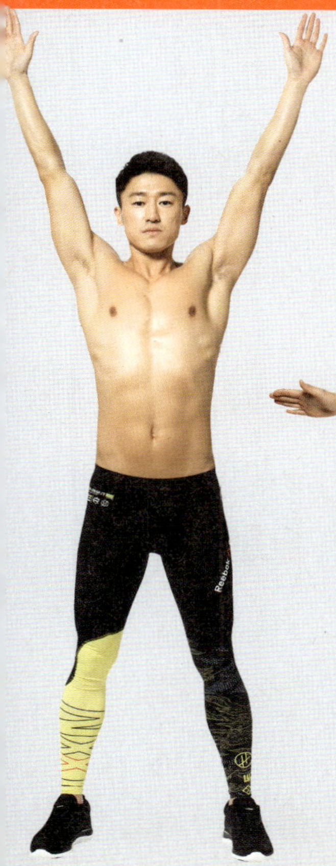

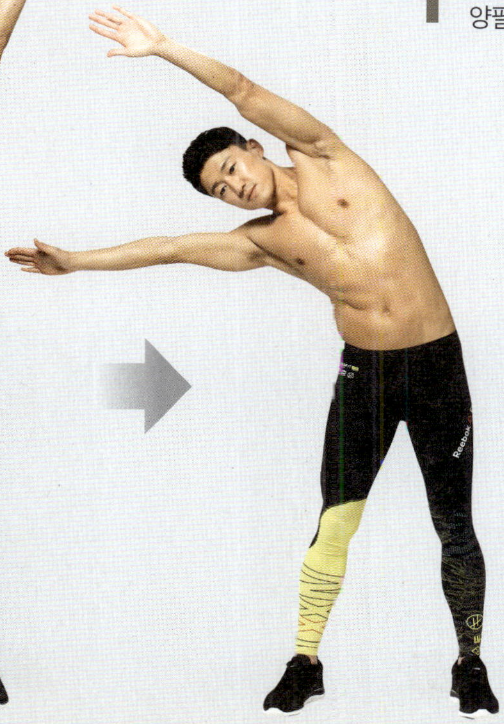

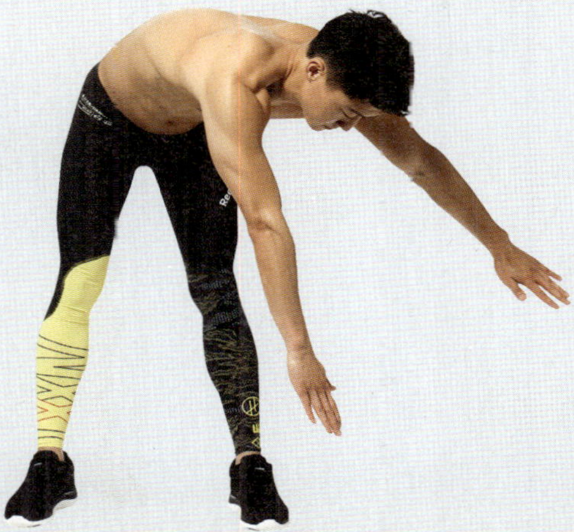

1. 다리를 어깨너비로 벌리고 양팔은 머리 위로 뻗는다.
2. 하체를 고정한 채, 큰 원을 그리듯 위에서 아래로 허리를 돌린다.
3. 원을 그리며 다시 1로 돌아온다. 좌우 10회씩 실시.

Relax stretching

마무리 운동 5 > 다리 넓게 벌려 앉기

1. 다리를 어깨너비보다 넓게 벌리고 양손을 펴서 발끝 안쪽에 놓는다.

2. 허리를 곧게 펴고 엉덩이를 내려 앉으면서 정면을 바라본다. 10회 실시.

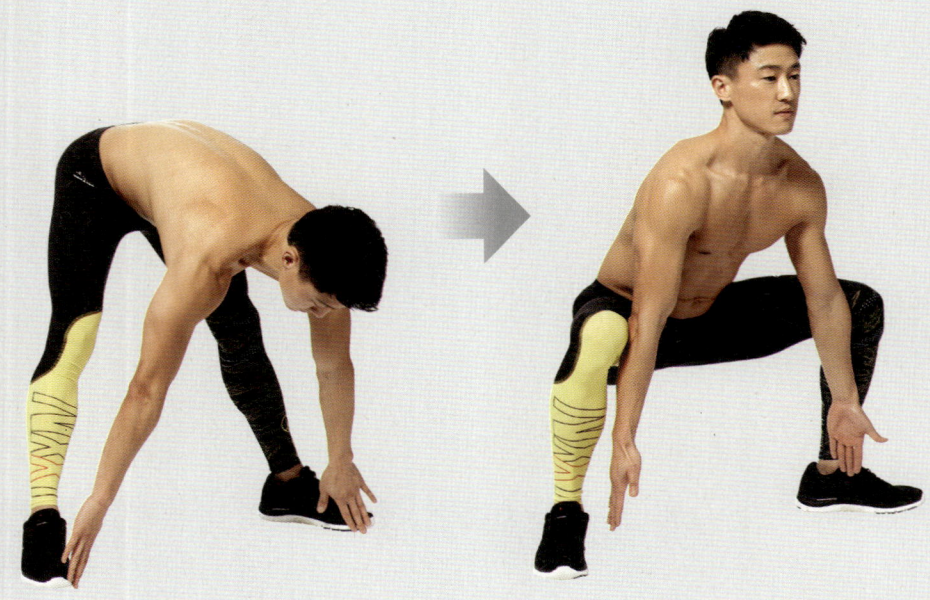

마무리 운동 6 > 엉덩이&허벅지 스트레칭하기

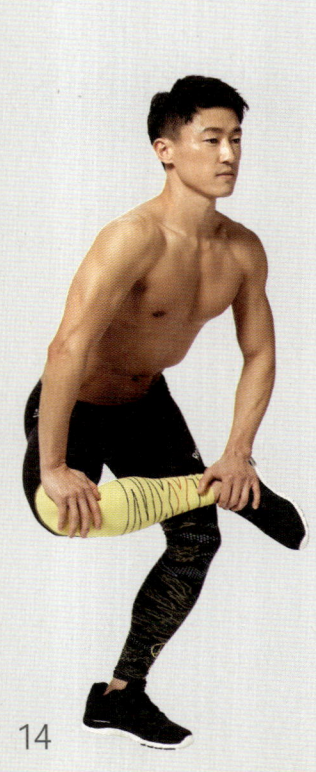

엉덩이
오른쪽 발목을 왼쪽 무릎에 올려놓고 의자에 앉듯 엉덩이를 살짝 뒤로 뺀다. 이때 한 손으로 발목을 잡고, 다른 손으로 무릎을 지그시 누른다. 좌우 10~20초 동안 실시.

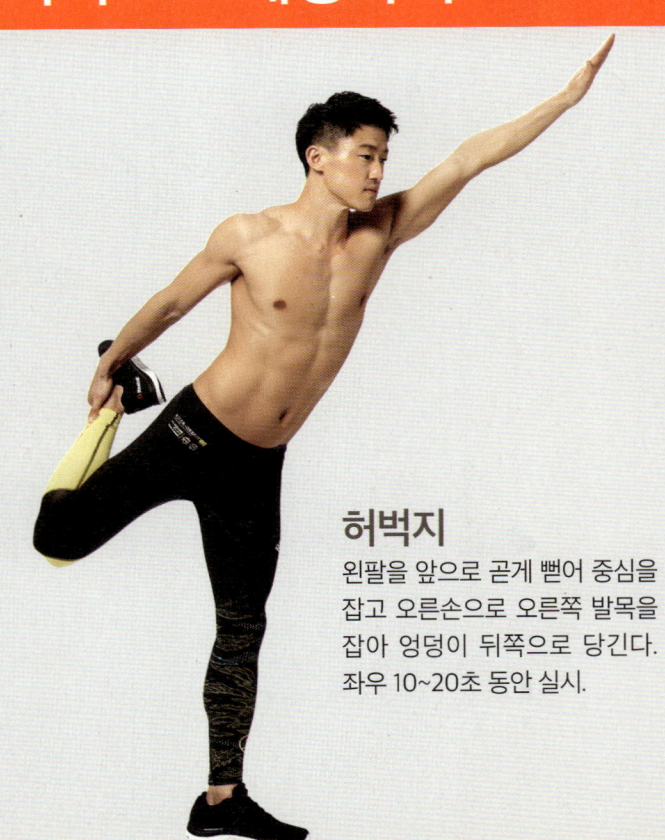

허벅지
왼팔을 앞으로 곧게 뻗어 중심을 잡고 오른손으로 오른쪽 발목을 잡아 엉덩이 뒤쪽으로 당긴다. 좌우 10~20초 동안 실시.

마무리 운동 7 > 무릎 돌리기

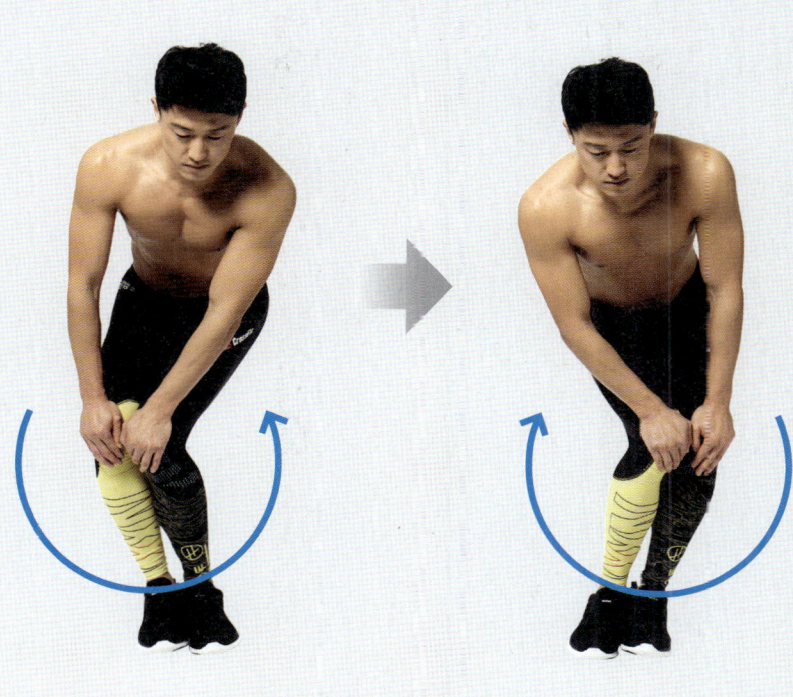

1. 무릎을 모아 살짝 구부린 후 천천히 원을 그리며 돌린다.

2. 반대편 방향으로 원을 그리며 무릎을 돌린다. 좌우 10회씩 실시.

마무리 운동 8 > 발목 돌리기

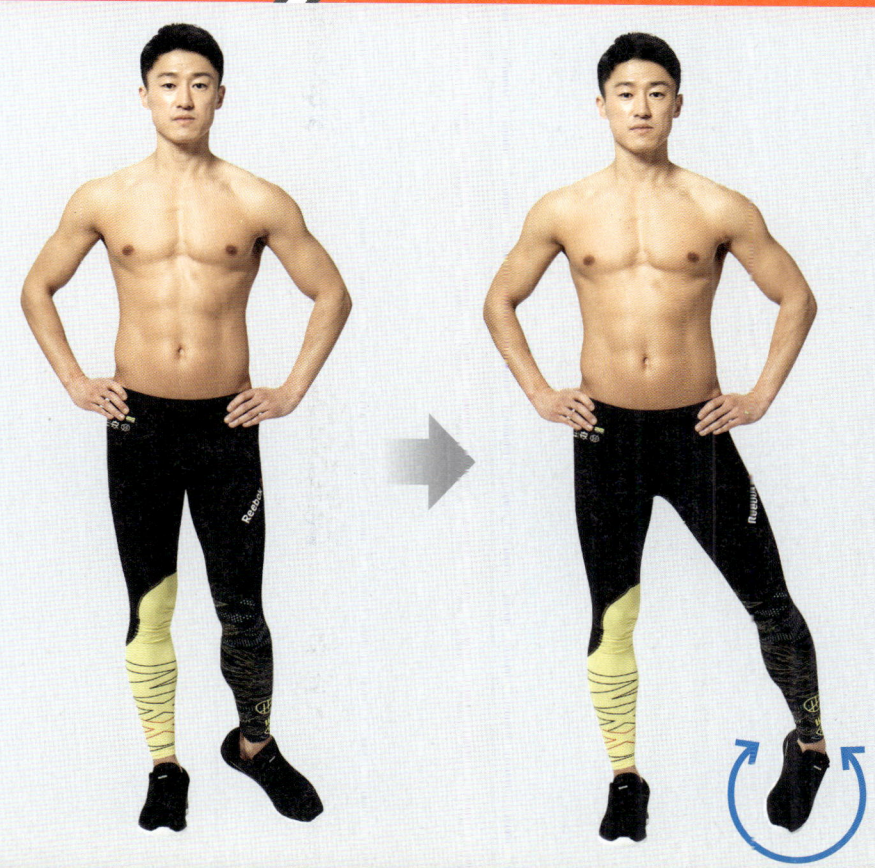

1. 편안한 자세로 서서 한쪽 발을 뒤로 살짝 짚고 발끝을 세운다.

2. 과도하게 꺾지 않도록 주의하며 발목을 돌린다. 좌우 10회씩 실시.

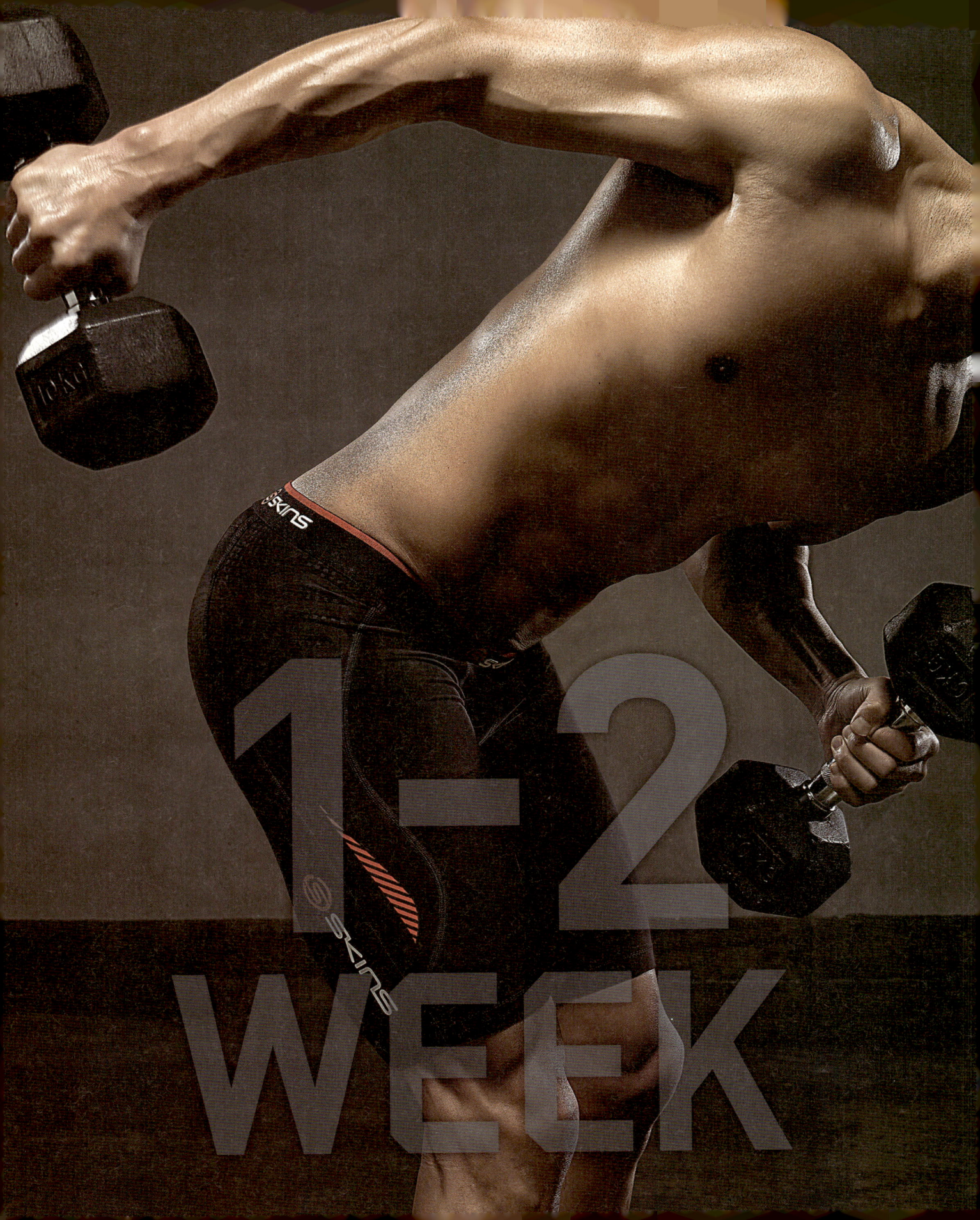

어깨 근육을 집중 단련하는 프로그램

이 파트에서는 시작 단계에서도 쉽게 따라 할 수 있는 간단한 동작으로 구성된 운동들을 준비했다. 쉬워 보이지만 단련하고자 하는 근육 부위에 힘을 준다는 느낌으로 실시해야 효과를 볼 수 있다.

1주차에는 매일 세 군데 이상의 신체 부위를 단련해 근력을 키우는 데 집중한다. 무조건 10분 안에 운동을 끝내려 하지 말고, 정확한 동작을 반복하며 제대로 된 자극에 집중해야 한다. 기초 체력을 끌어 올리고 자주 사용하지 않았던 근육을 서서히 자극해 상반신 전체의 균형을 이룰 수 있을 것이다.

2주차에는 대근육과 소근육을 복합적으로 단련하는 데 집중한다. 체지방이 감소하고 어깨 근육이 고르게 발달하며 근력이 서서히 높아지는 시기다. 상반신의 라인이 살아나며 탄력 또한 높아지는 것을 확인하게 될 것이다.

※ 월·수·금요일에 각 운동이 끝나면 화·목·토요일에는 부위별 운동을 반드시 실시한다.

	월요일	화요일	수요일	목요일	금요일	토요일
준비 운동	워밍업 스트레칭	워밍업 스트레칭	워밍업 스트레칭	워밍업 스트레칭	워밍업 스트레칭	워밍업 스트레칭
1주차 어깨 운동	어깨 1 p.18 어깨 2 p.19 어깨 3 p.20 어깨 4 p.21	가슴 1 p.28 등 1 p.29 팔 1 p.30 복부 1 p.31	어깨 3 p.20 어깨 4 p.21 어깨 5 p.22 어깨 6 p.24	가슴 1 p.28 등 1 p.29 팔 1 p.30 복부 1 p.31	어깨 5 p.22 어깨 6 p.24 어깨 7 p.26 어깨 8 p.27	가슴 1 p.28 등 1 p.29 팔 1 p.30 복부 1 p.31
2주차 어깨 운동	어깨 7 p.26 어깨 8 p.27 어깨 9 p.32 어깨 10 p.33	가슴 2 p.40 등 2 p.41 팔 2 p.42 복부 2 p.43	어깨 9 p.32 어깨 10 p.33 어깨 11 p.34 어깨 12 p.36	가슴 2 p.40 등 2 p.41 팔 2 p.42 복부 2 p.43	어깨 11 p.34 어깨 12 p.36 어깨 13 p.38 어깨 14 p.39	가슴 2 p.40 등 2 p.41 팔 2 p.42 복부 2 p.43
마무리 운동	릴렉스 스트레칭	릴렉스 스트레칭	릴렉스 스트레칭	릴렉스 스트레칭	릴렉스 스트레칭	릴렉스 스트레칭

1 WEEK

| 월요일 | 어깨 1 | ▶ 주먹 맞대고 어깨 올리기 |

20회 × 3세트

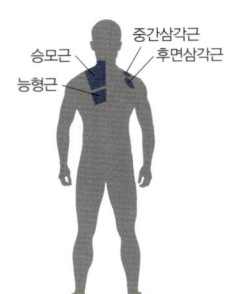

양쪽 어깨에서 등으로 이어지는 라인을 탄탄하게 만드는 운동이다. 팔꿈치를 곧게 펼수록, 주먹이 서로 떨어지지 않게 밀수록, 팔을 높이 들어 올릴수록 어깨에 강한 자극을 줄 수 있다.

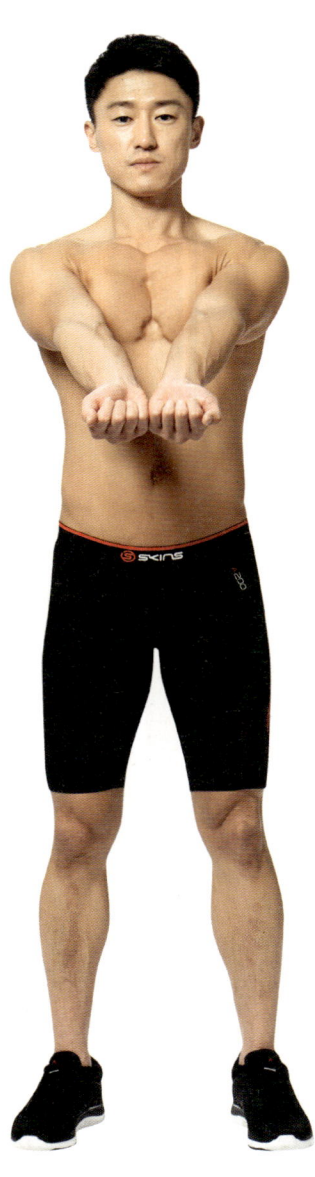

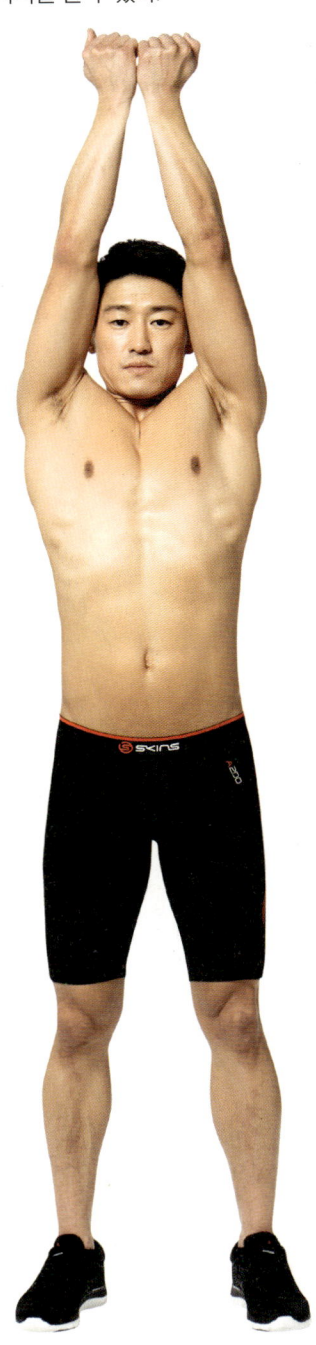

1 다리를 어깨너비로 벌리고 선다. 손바닥이 위를 향하도록 주먹을 맞댄 채 양팔을 앞으로 든다. 팔꿈치는 곧게 편다.

2 양주먹이 떨어지지 않도록 밀며 머리 위까지 서서히 팔을 올렸다 내린다. 1로 돌아와 동작을 반복한다.

1 WEEK

월요일 | 어깨 2 ▶ 어깨 사이드 올리기

20회 × 3세트

어깨 근육을 확실하게 넓혀주는 동작이다. 무거운 중량을 들어 올리거나 무리하게 근육을 자극하는 운동이 아니기 때문에 누구나 쉽게 어깨 근육을 단련할 수 있다.

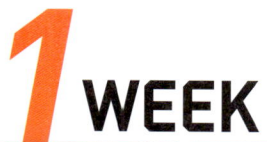
- 전면삼각근
- 측면삼각근

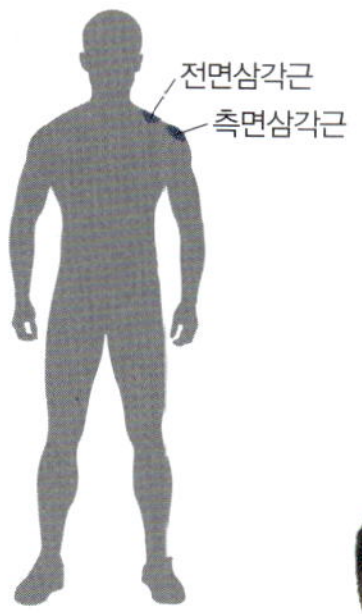

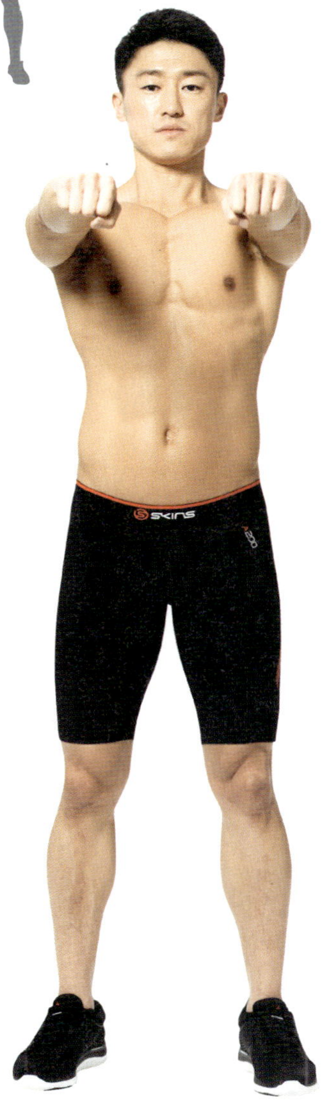

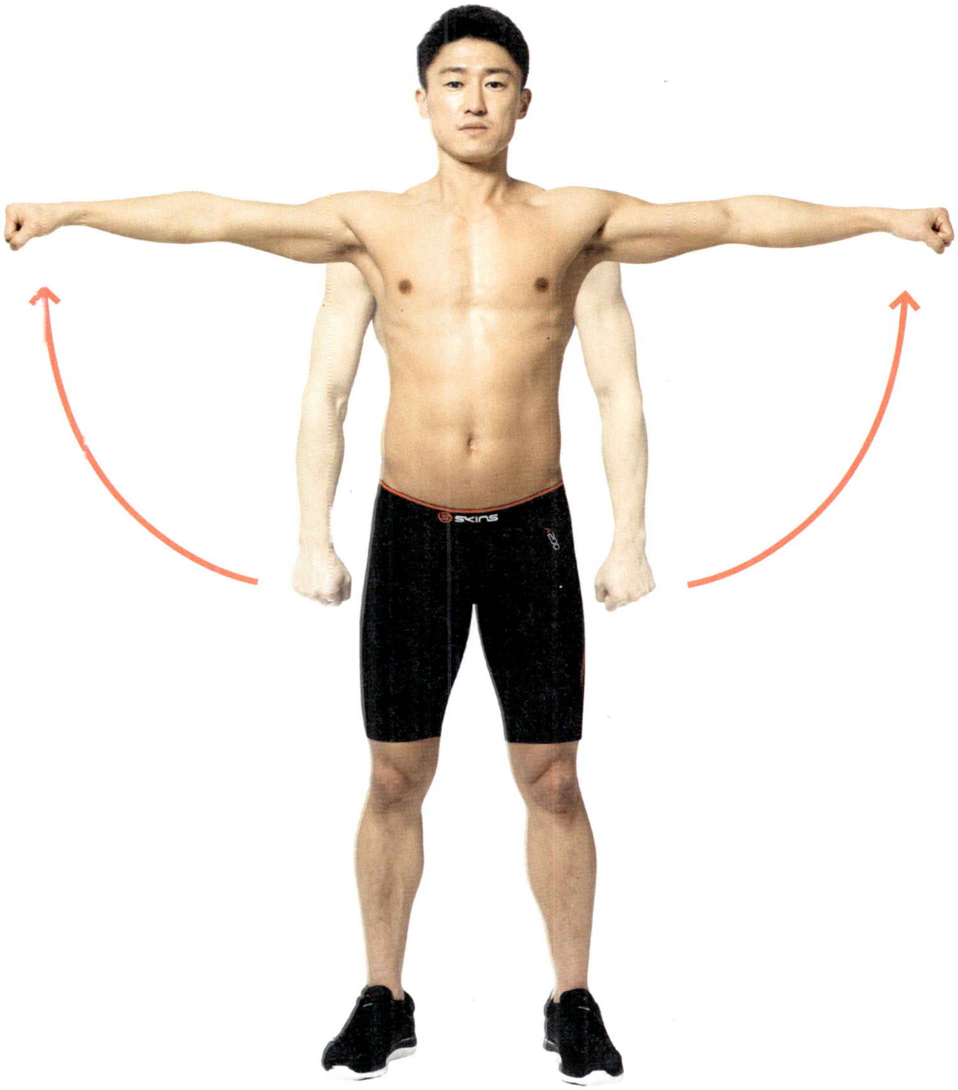

1 다리를 어깨너비로 벌리고 선다. 가볍게 주먹 쥔 양팔을 곧게 펴서 팔꿈치가 어깨 높이까지 올라오도록 든다.

2 팔을 아래로 내림과 동시에 빠르게 옆으로 들어 올린다. 다시 팔을 아래로 내리며 1로 돌아와 동작을 반복한다.

1 WEEK

월요일 | 어깨 3 ▸ 어깨 90도로 회전하기

20회 × 3세트

어깨와 팔을 잇는 4개의 근육군을 통틀어 회전근개라고 한다. 과도한 운동이나 외부 충격에 의해 파열될 위험이 있으므로, 강도 높은 운동에 앞서 스트레칭으로 회전근개를 따뜻하게 만들어 부상을 예방해야 한다.

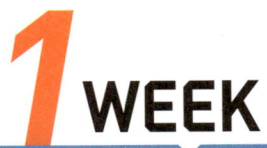
회전근개

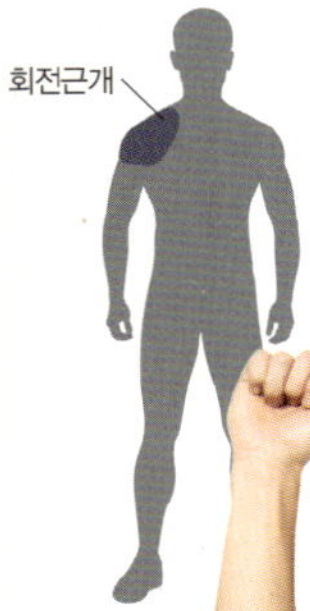

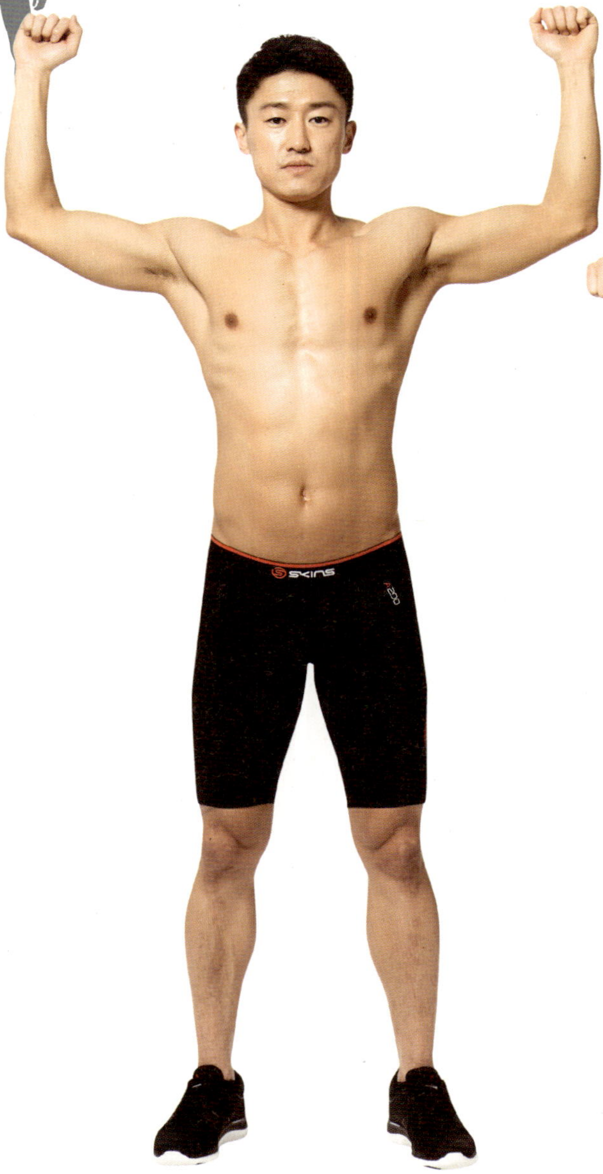

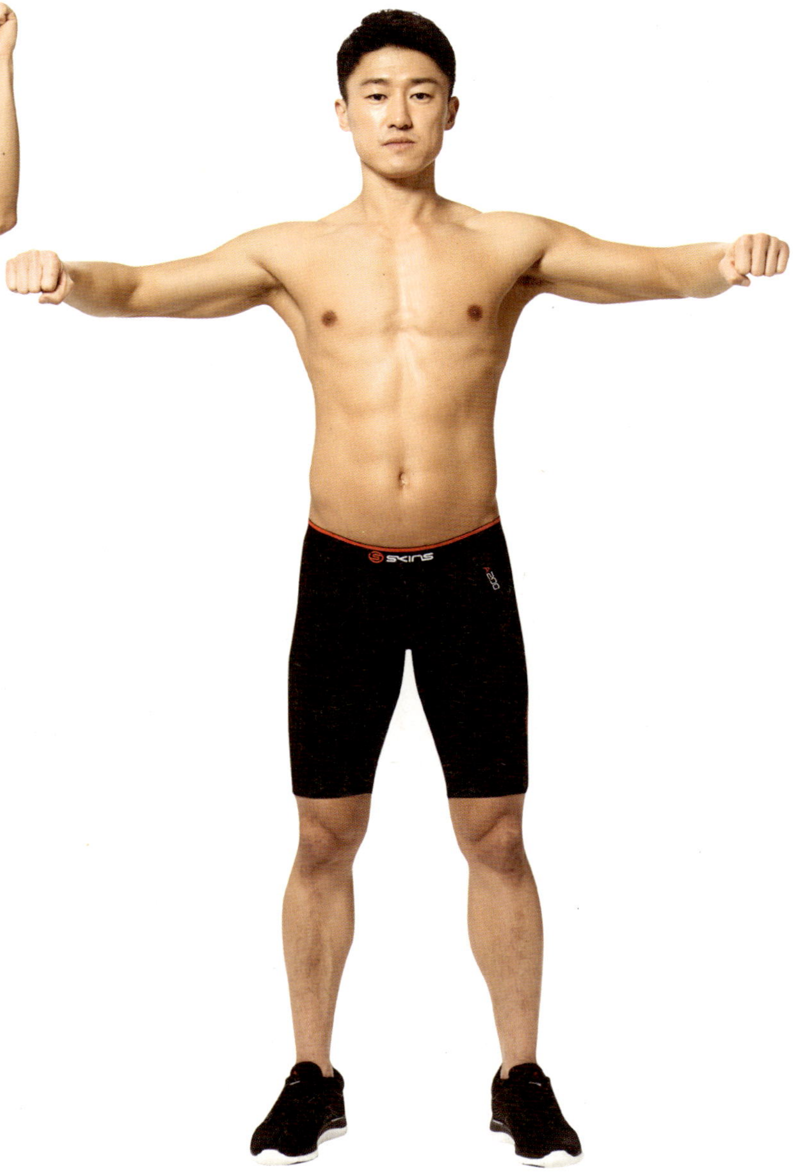

1 다리를 어깨너비로 벌리고 선다. 양팔을 직각으로 구부려 어깨 높이로 든다.

2 팔꿈치부터 주먹까지만 팔을 90도로 내렸다가 1로 돌아와 반복한다.

1 WEEK

| 월요일 | 어깨 4 | 상체 숙여 팔 올리기 |

20회 × 3세트

어깨의 앞, 옆, 뒤를 이루는 근육 전체를 강화할 수 있는 동작이다. 마무리 단계에서 등의 날개뼈가 서로 모아지면서 넓은 면적의 등 근육도 단련되기 때문에 신진대사율을 높이는 효과도 있다.

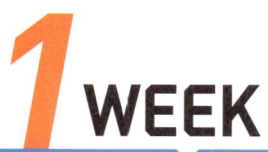

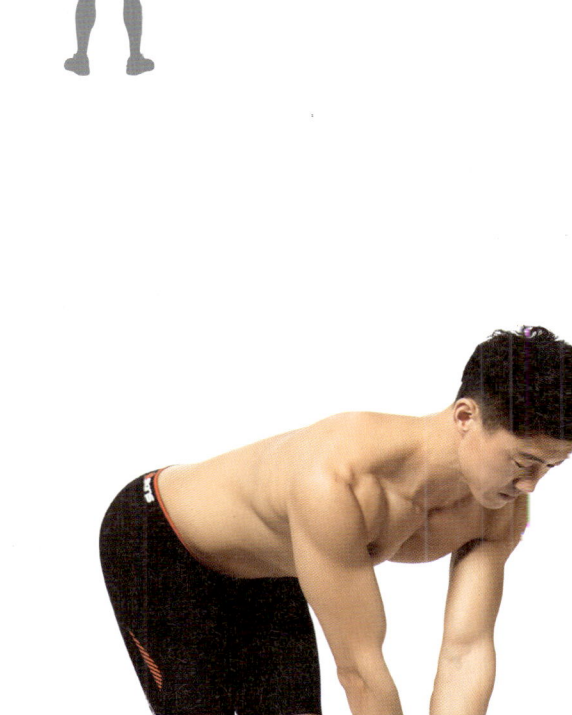

1 발을 자연스럽게 모으고 주먹 쥔 양손을 맞댄다. 등과 허리를 곧게 편 채로 상체를 45도 이상 숙인다.

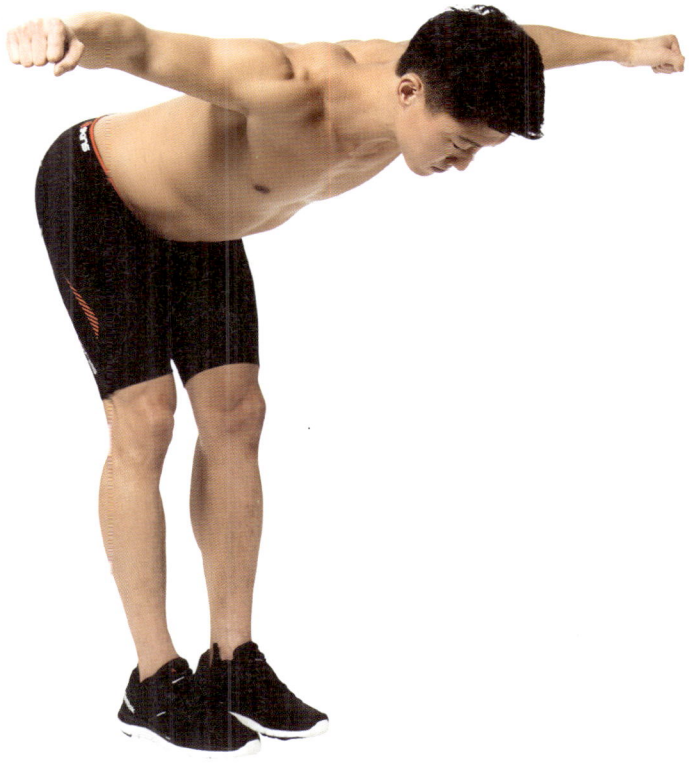

2 팔을 등 쪽으로 최대한 끌어 올린다. 이때 어깨, 팔꿈치, 주먹은 일직선이 되도록 유지한다.

1 WEEK

수요일 | 어깨 5 > 양손 잡고 원 그리기

10회 × 3세트

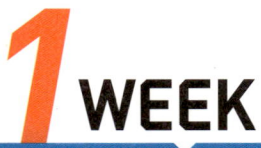
- 승모근
- 견갑골 주변 근육
- 광배근

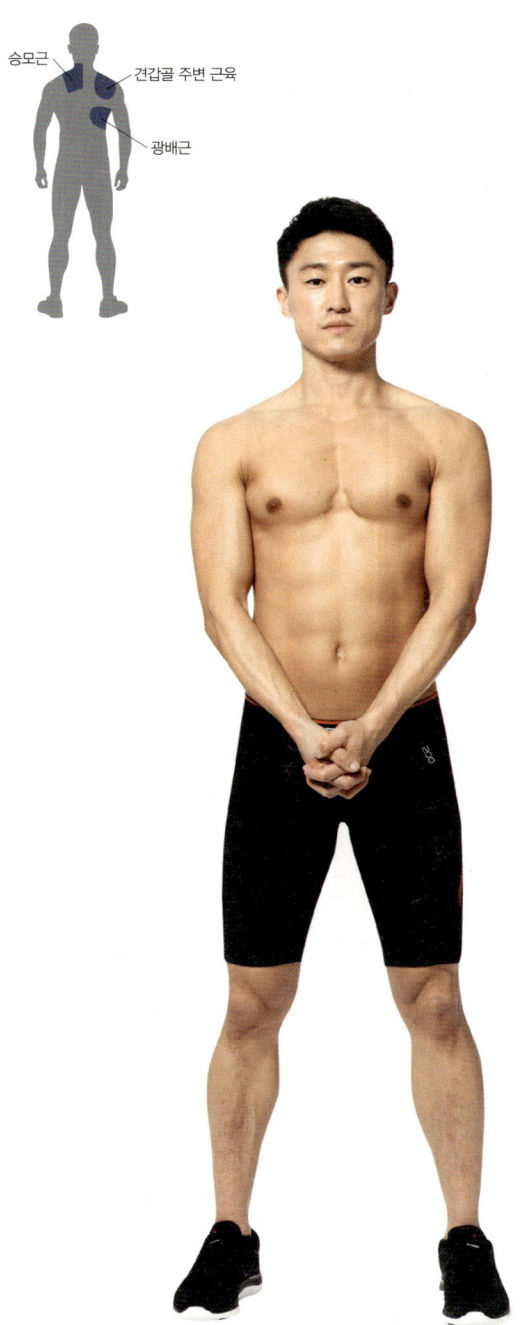

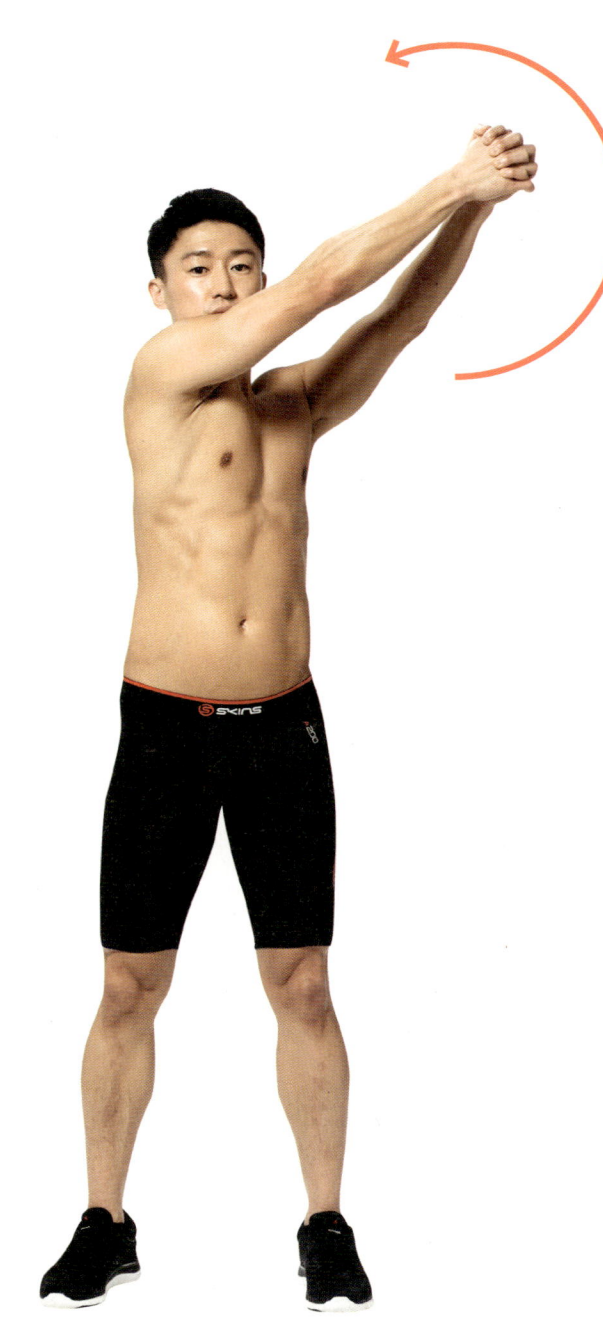

1 다리를 어깨너비로 벌리고 선다. 손은 깍지를 끼고 자연스럽게 내린다.

2 팔꿈치를 편 상태로 크게 원을 그린다.

완벽한 상체 근육을 만들기 위해 필수적으로 단련해야 하는 여러 부위를 고르게 자극하는 동작이다. 어깨 근육게 긴장감을 주기 위해 양손바닥을 밀어주며 실시해야 한다.

어깨 3	어깨 4
20회×3세트	20회×3세트

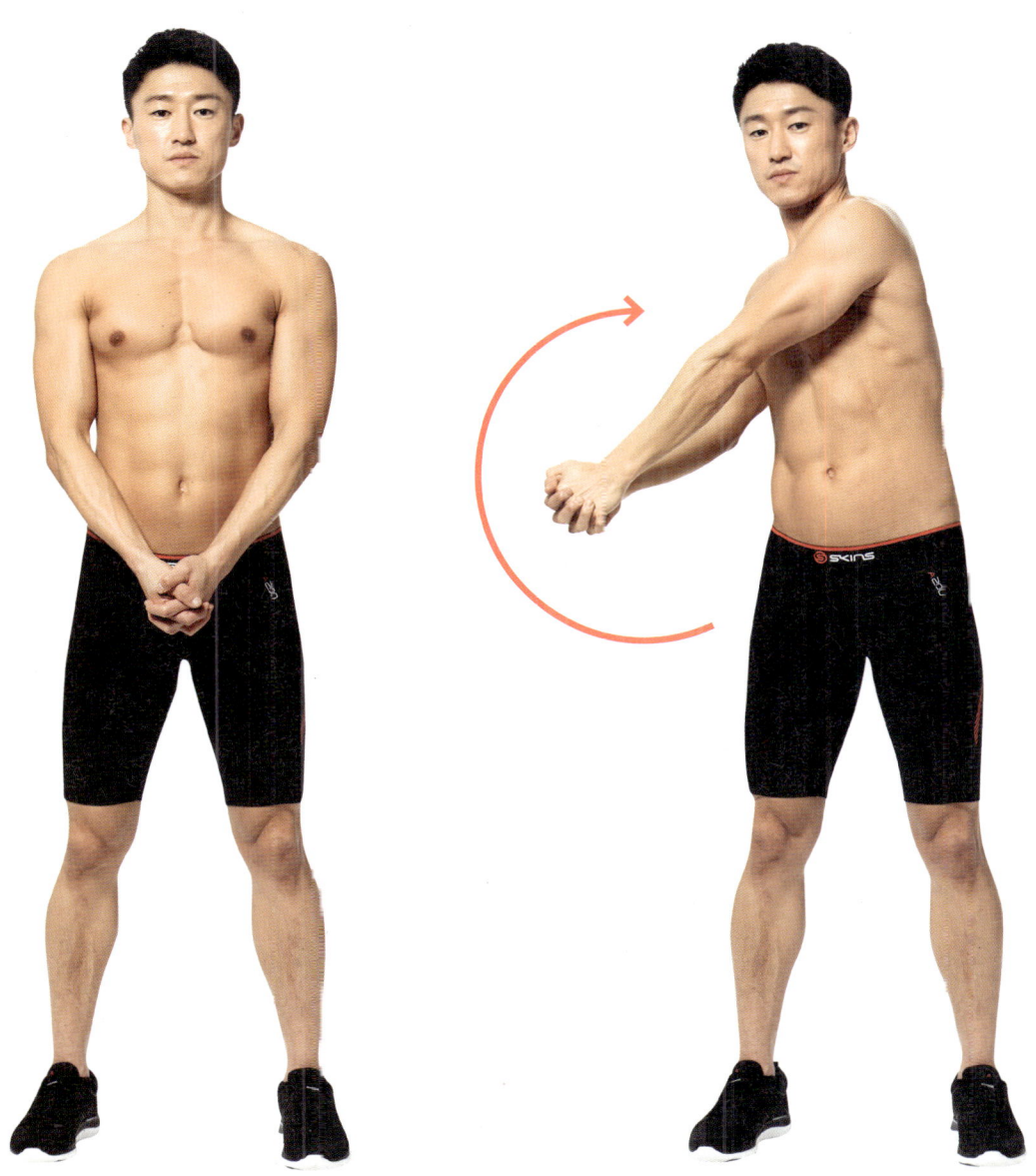

3 팔을 내리며 1로 돌아온다.

4 2와 반대 방향으로 크게 원을 그린다.

1 WEEK

| 수요일 | 어깨 6 | 플랭크 자세에서 바닥 닦기 |

10회 × 3세트

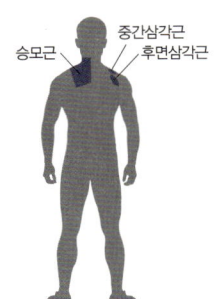

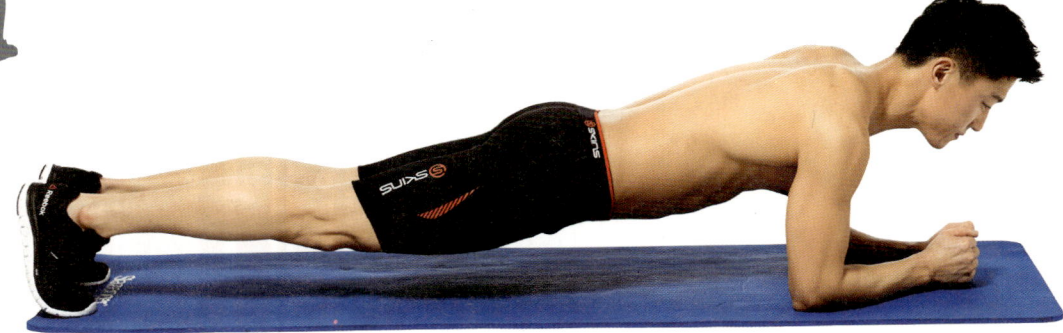

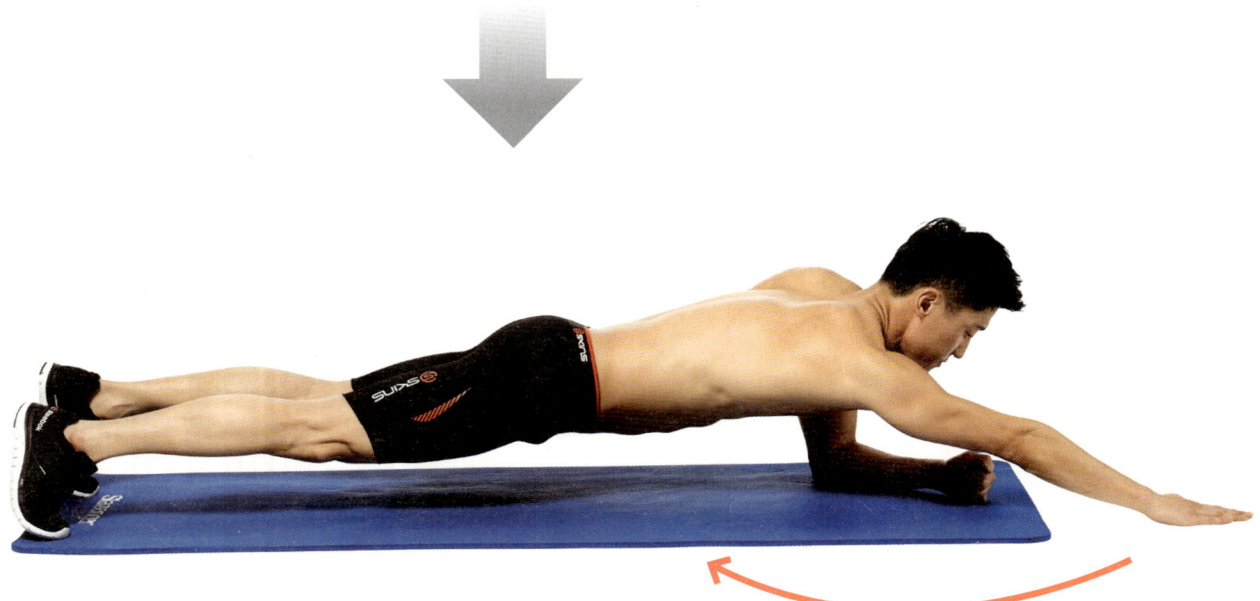

1 주먹 쥔 손을 모으고 팔꿈치를 바닥에 댄다. 발끝은 세워서 엎드린다.

2 오른팔을 쭉 펴서 머리에서 다리 방향으로 와이퍼가 움직이듯 바닥에 최대한 크게 원을 그린다.

팔꿈치를 이용해 전신을 지탱하는 플랭크 동작의 변형. 팔을 크게 움직이는 동작을 반복해 팔과 등 전체의 근육을 지속적으로 자극하면서, 동시에 몸의 중심부 근육 또한 단련할 수 있다.

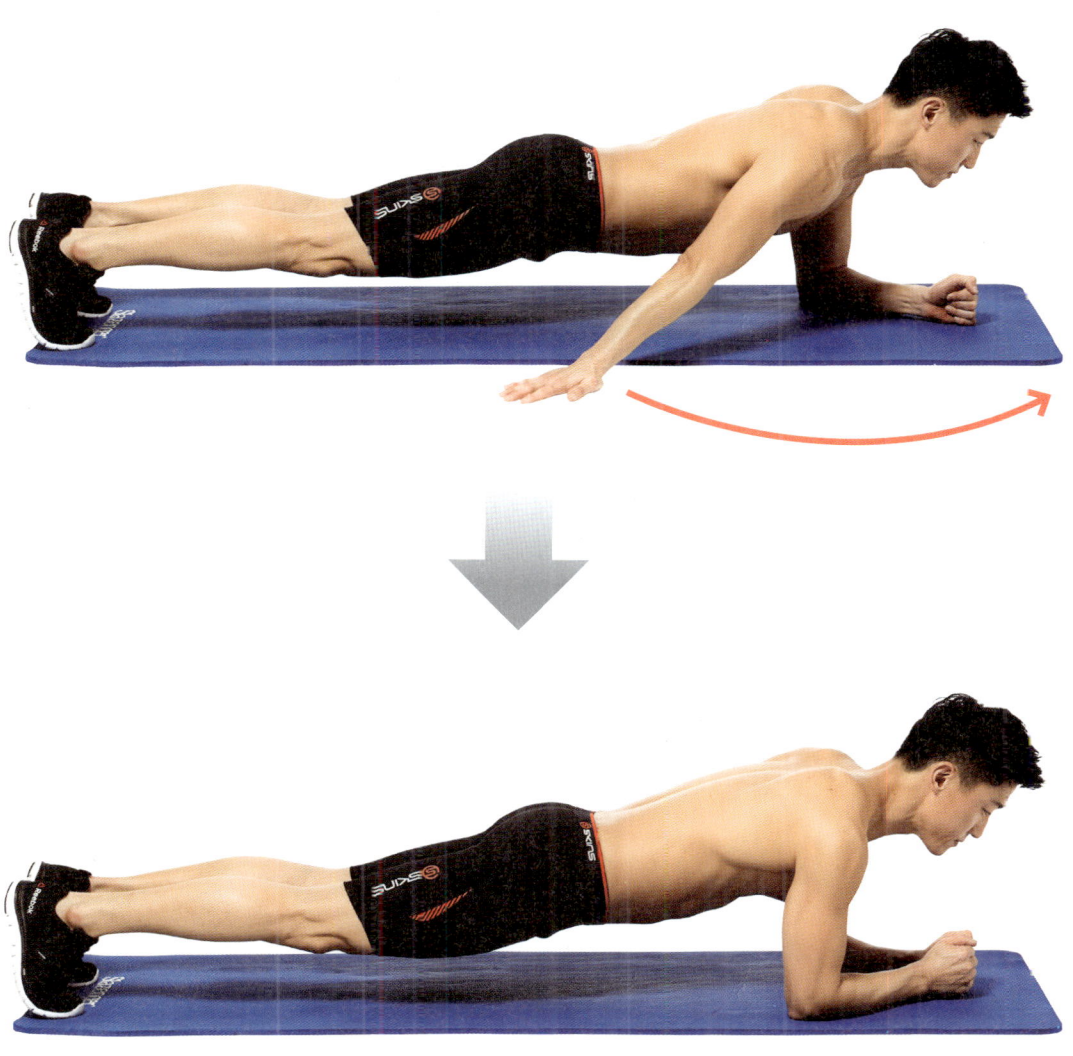

3 이번에는 다리에서 머리 방향으로 원을 그린다.

4 1로 돌아와 왼팔도 실시한다.

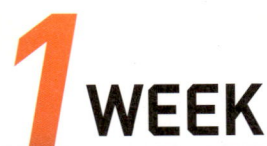

1 WEEK

| 금요일 | 어깨 7 ▶ 앉았다 일어서며 어퍼컷 |

20회×3세트

팔을 뻗으며 삼각근을 자극하고 무릎을 구부려 앉으며 하체 근육을 자극해, 넓은 어깨와 탄탄한 하체를 동시에 만들 수 있는 동작이다. 어퍼컷을 할 때 허리를 살짝 돌려주는 것이 포인트다.

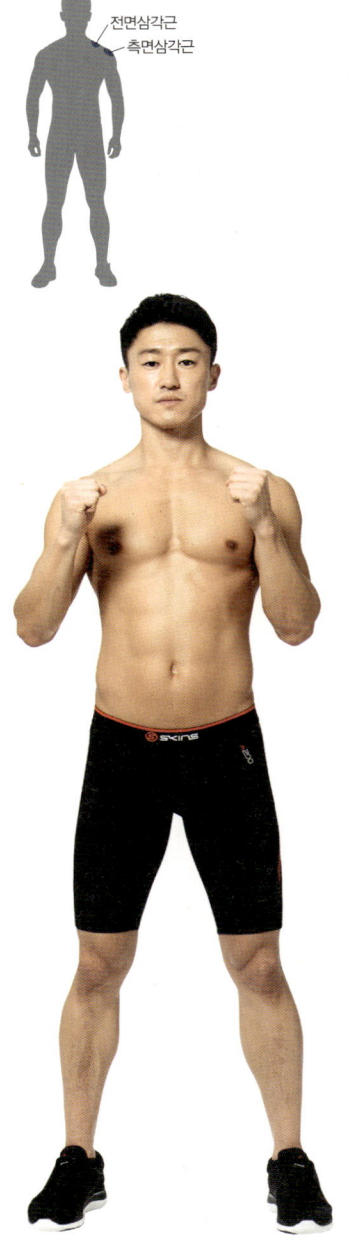
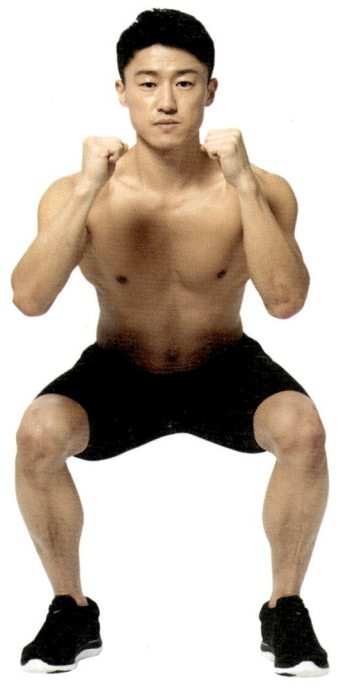
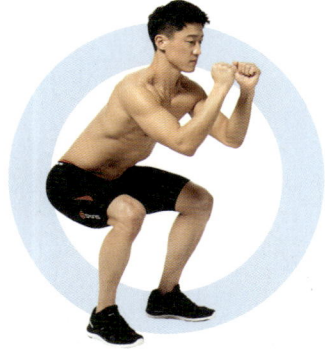

굽힌 무릎이 직각이 되도록 엉덩이를 뒤로 빼며 앉는다.

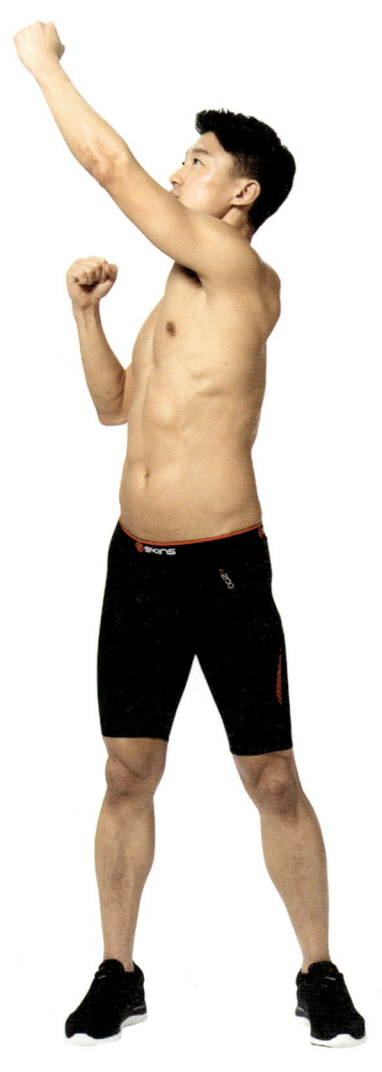

1 다리를 어깨너비로 벌리고 선다. 주먹을 쥐고 팔꿈치를 자연스럽게 굽힌다.

2 손을 자연스럽게 턱 밑에 두고, 무릎이 발끝을 넘어서지 않도록 주의하며 엉덩이를 내리고 앉는다.

3 일어서면서 왼팔로 어퍼컷을 하듯 머리 위로 주먹을 뻗는다. 1로 돌아와 오른팔도 실시한다.

1 WEEK

| 금요일 | 어깨 8 | 플랭크 자세에서 몸통 움직이기 |

20회 × 3세트

몸을 기울여 전신의 균형을 잡는 동작이다. 1주차 금요일에는 두 다리와 팔로 몸을 지탱하면서, 무게 중심을 앞뒤로 이동시켜 어깨 근육을 강화한다. 강도를 높이고 싶을 때는 다리를 모두 들어 올려 팔로만 균형을 잡아도 좋다.

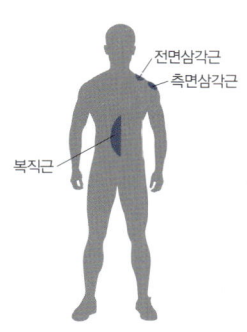
전면삼각근
측면삼각근
복직근

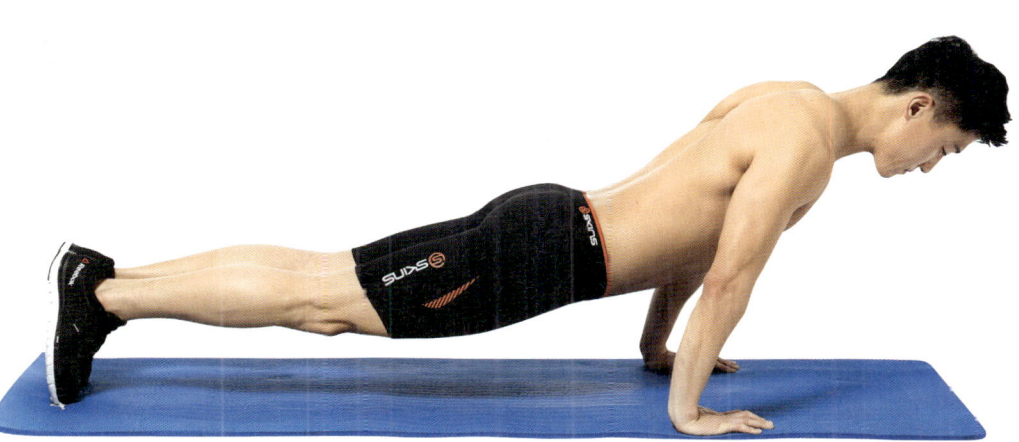

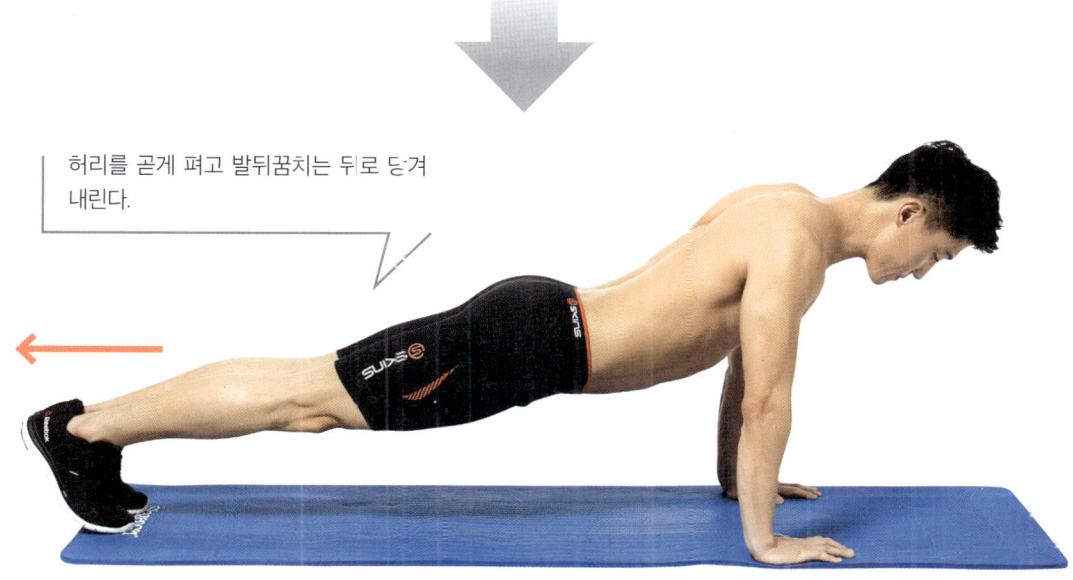

허리를 곧게 펴고 발뒤꿈치는 뒤로 당겨 내린다.

1 손바닥이 배꼽 아래쪽에 위치하도록 바닥을 짚는다. 팔꿈치는 곧게 펴서 옆구리에 붙이고 발끝은 세운다.

2 곧게 편 팔이 바닥과 직각이 되도록 몸통을 살짝 뒤로 움직였다가 1로 돌아와 반복한다.

1 WEEK ▶▶ 화·목·토요일

20회 × 3세트

가슴 1 · 팔굽혀펴기

몸을 일직선으로 유지하며 바닥까지 내려갔다가 올라오는 동작을 통해 상체 전면, 특히 가슴 전면 근육을 자극한다. 이를 반복하면 처진 가슴 옆 라인에 탄력을 주어 탄탄한 상체를 만들 수 있다.

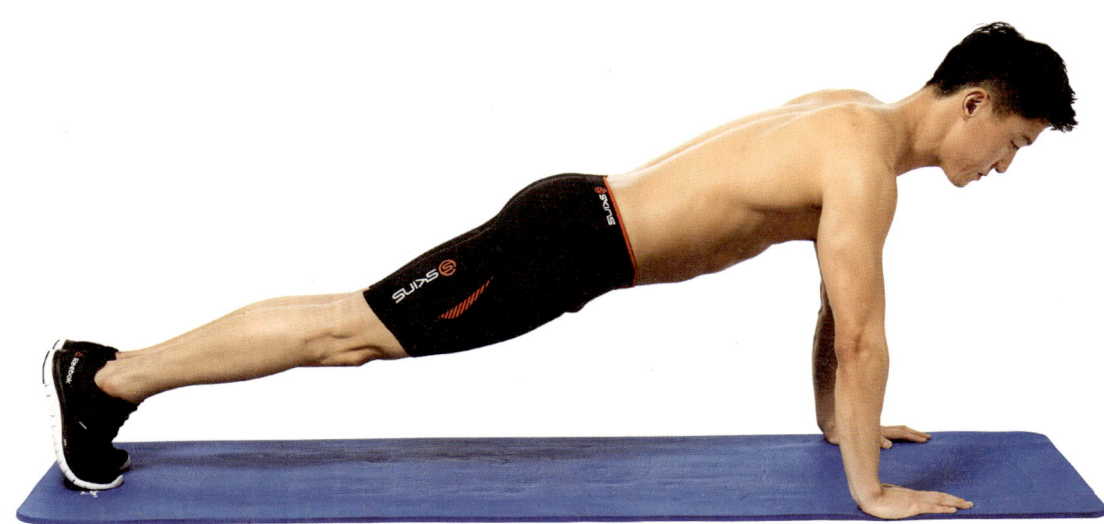

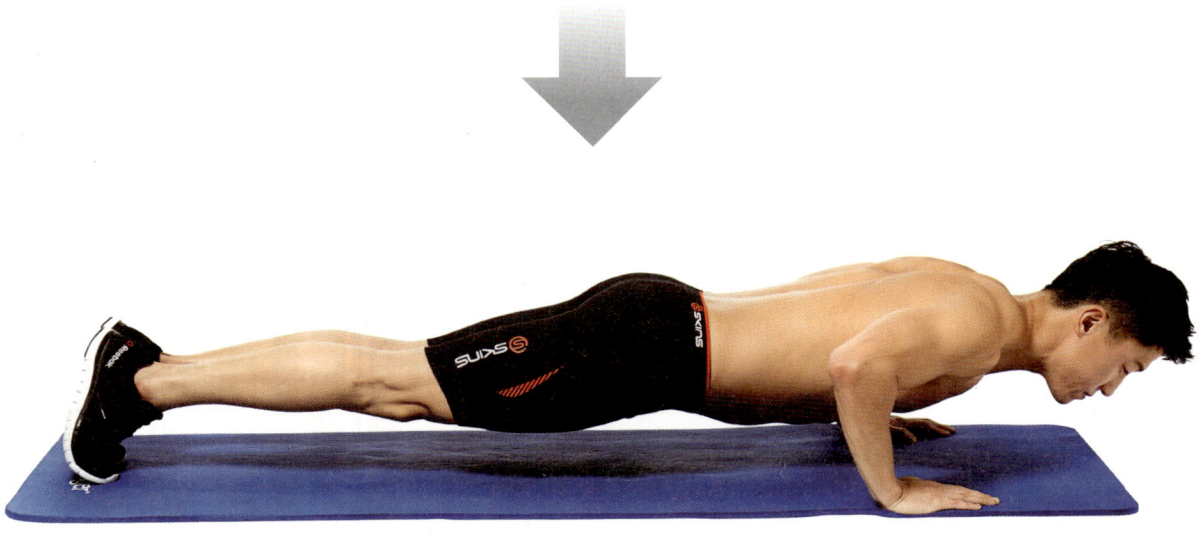

1 팔을 어깨너비보다 넓게 벌리고 손바닥이 가슴 옆쪽에 위치하도록 바닥을 짚는다. 발끝은 세워서 자연스럽게 모은다.

2 팔꿈치를 굽히면서 상체와 하체를 천천히 내린다. 가슴이 땅에 닿기 전에 팔꿈치를 펴면서 몸을 천천히 일으킨다.

1 WEEK ▶▶▶ 화·목·토요일

20회 × 3세트

등 1 　팔꿈치 당겨 등 수축하기

등을 이루는 근육 대부분을 단련해 역삼각형 상체를 만드는 운동이다. 동작을 반복하며 등 근육의 움직임에 집중해야 최상의 효과를 얻을 수 있다. 전체적으로 무릎을 살짝 굽힌 채 시행한다.

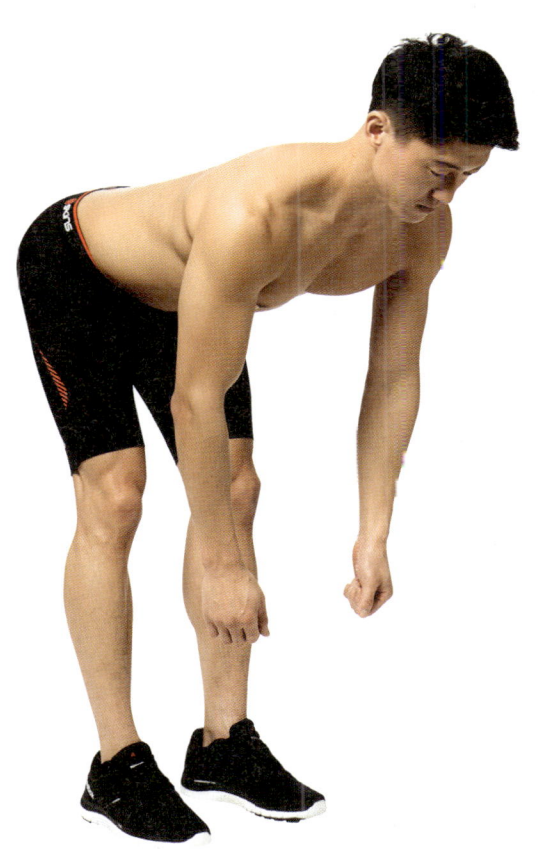

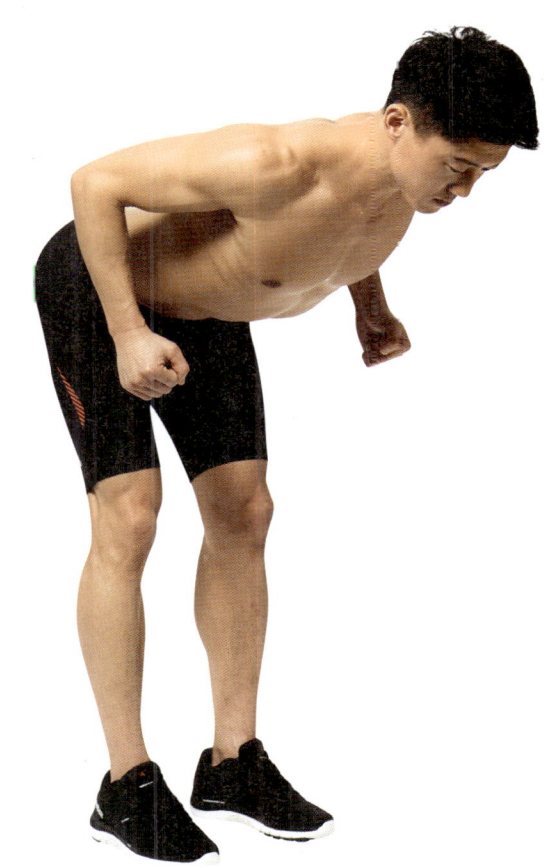

1 다리를 어깨너비로 벌리고 엉덩이를 살짝 뒤로 빼면서 상체를 숙인다. 허리와 등을 곧게 펴고 양손은 주먹을 쥐어 무릎 앞에 둔다.

2 등이 수축된다는 느낌으로 팔꿈치를 구부려 등 쪽으로 당긴다. 등 근육을 풀어주며 1로 돌아와 동작을 반복한다.

1 WEEK ▶▶ 화·목·토요일

20회 × 3세트

팔 1 · 양손으로 다리 들어 올리기

다리를 양손으로 들어 올려 팔 근육 전체를 단련하는 운동이다. 다리의 힘을 빼고 등과 허리를 곧게 편 채로 시행한다. 부상의 위험은 적지만 한쪽 다리로 몸을 지탱해야 하므로 중심을 잘 잡는 것이 중요하다.

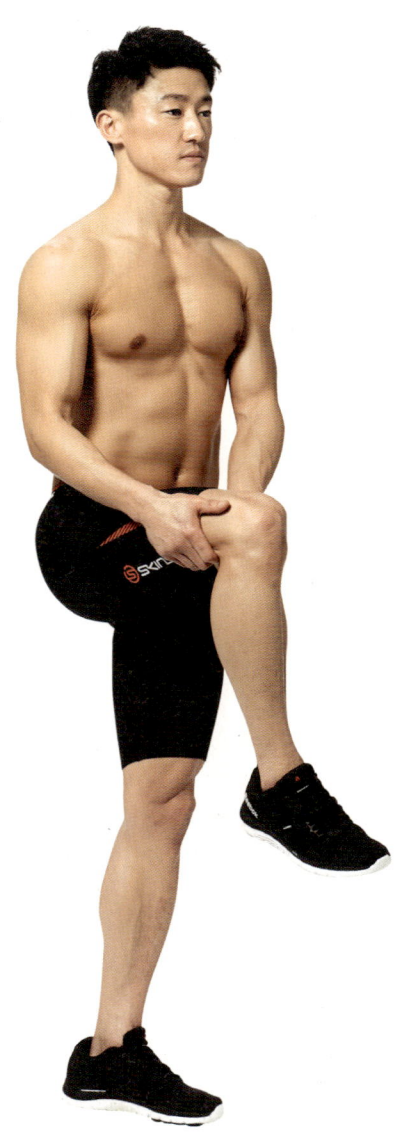

1 양손으로 가볍게 오른쪽 다리를 들어 올린다.

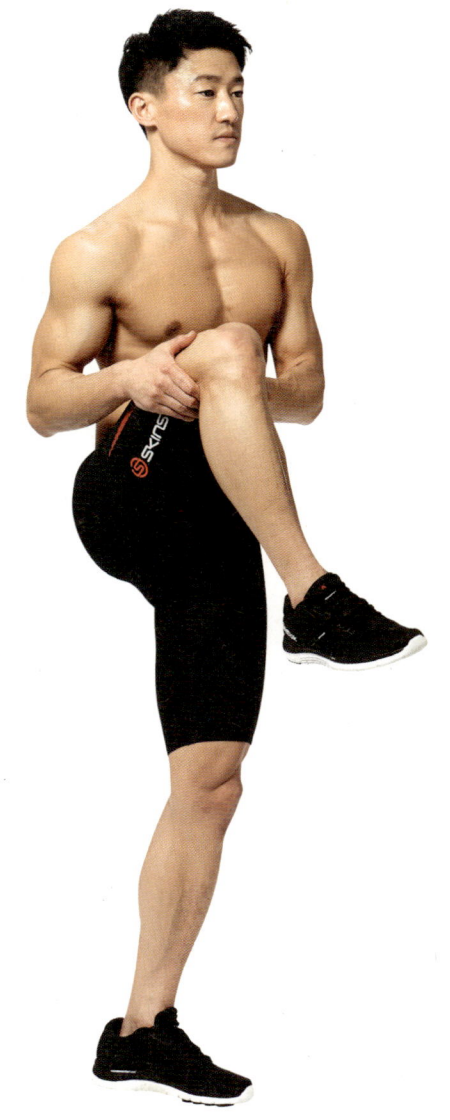

2 팔꿈치를 구부려 다리를 가슴 쪽으로 당겼다가 천천히 내린다. 1로 돌아와 왼쪽도 실시한다.

1 WEEK ▶▶ 화·목·토요일

20회 × 3세트

복부 1 무릎 올리며 상체 웅크리기

무릎을 들어 올리는 동작과 상체를 숙이는 동작이 더해져 더욱 강하게 복근을 자극할 수 있다. 운동 효과를 높이기 위해 무릎은 최대한 높이 들어 올리고 상체는 최대한 숙이며 복부를 말아준다.

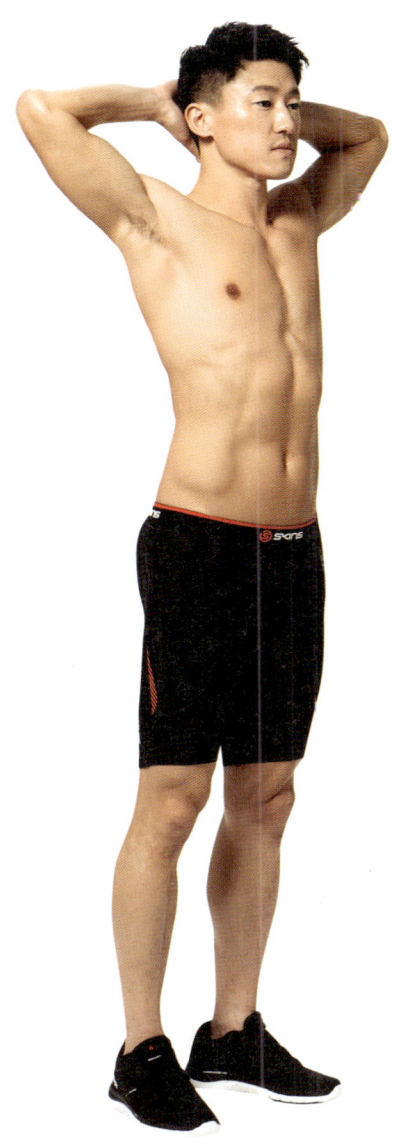

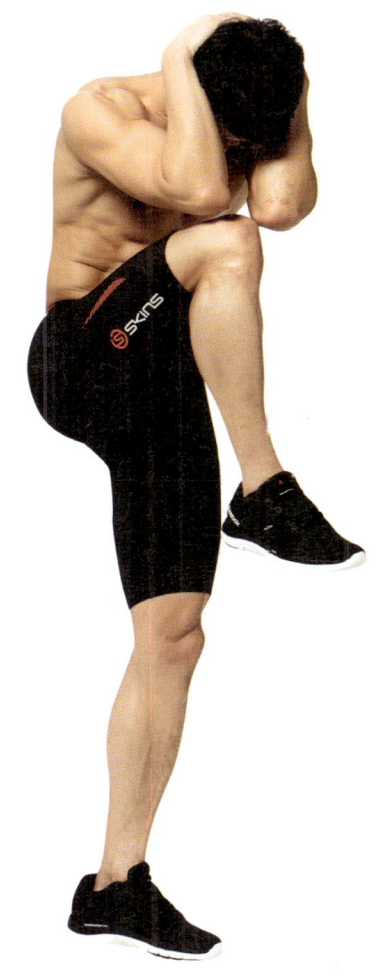

1 다리를 어깨너비로 벌리고 머리 뒤로 깍지를 낀다. 이때 팔꿈치가 몸 안쪽으로 모이지 않도록 가슴을 활짝 편다.

2 오른쪽 무릎을 최대한 높이 들며 상체를 웅크려 양쪽 팔꿈치를 무릎에 댄다. 1로 돌아와 왼쪽도 실시한다.

2 WEEK

월요일 | **어깨 9** ▸ 플랭크 자세에서 한쪽 팔 올리기

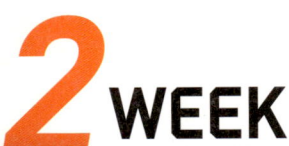

20회×3세트

코어 운동의 기본 동작인 플랭크와 팔을 곧게 뻗어 들어 올리는 동작을 조합한 운동이다. 척추, 골반, 복부 등 몸의 중심부 근육을 단련하는 동시에 상체 힘을 키울 수 있다.

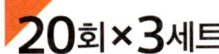

- 승모근
- 후면삼각근
- 견갑골 주변 근육

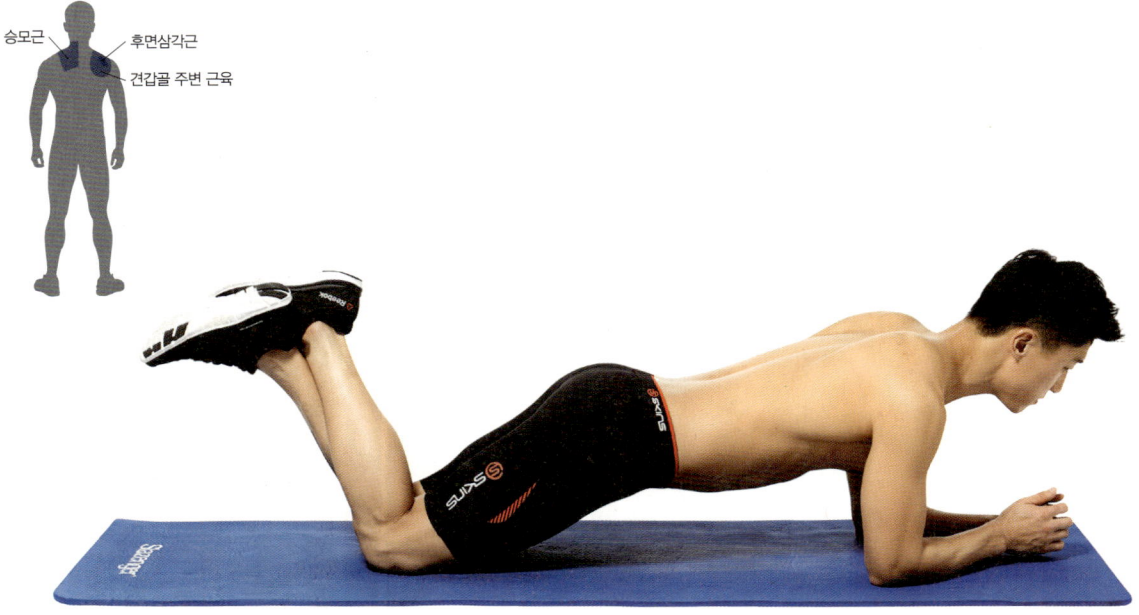

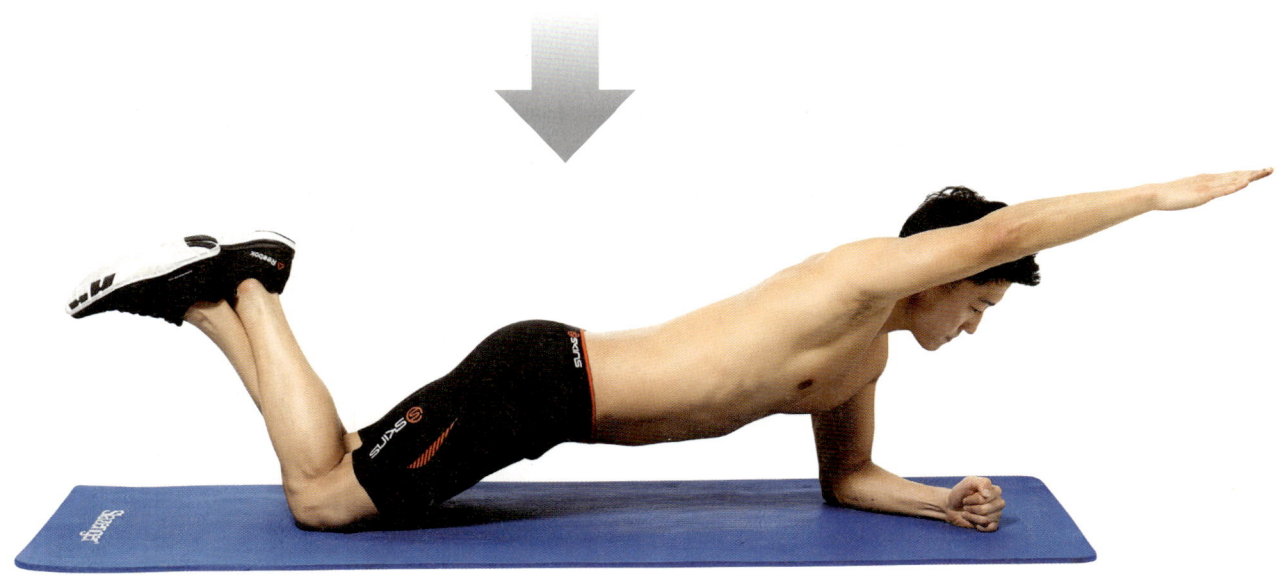

1 무릎과 팔꿈치를 바닥에 대고 엎드린다. 이때 발목을 서로 교차시켜 다리를 들어 올린다.

2 오른팔을 곧게 뻗어 머리 위로 최대한 들어 올린다. 1로 돌아와 왼쪽도 실시한다.

2 WEEK

| 월요일 | 어깨 10 ▶ 양팔 모아 어깨 위로 뻗기 |

10회 × 3세트

중심을 잘 잡을 수 있다면 좌우 양쪽을 번갈아 가며 시행하고, 균형을 제대로 잡지 못한다면 한쪽씩 동작을 반복해서 1세트를 끝낸다. 양팔을 서로 밀어주어야 어깨에 강한 자극을 줄 수 있다

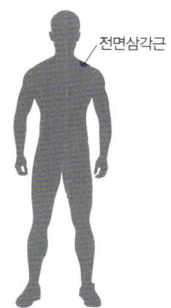
전면삼각근

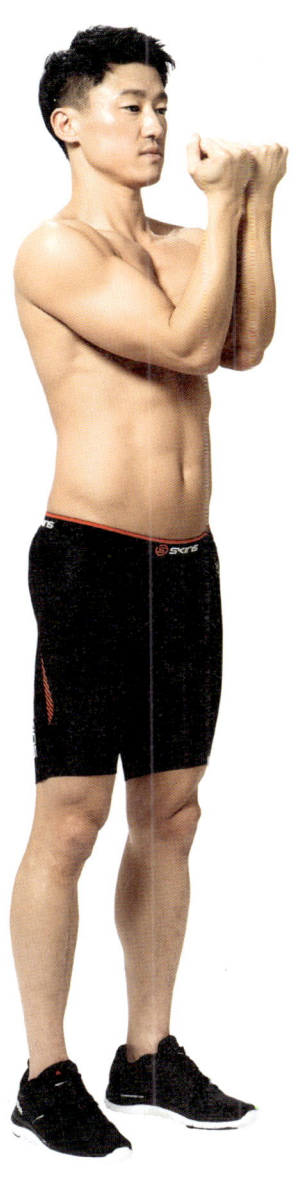

1 다리를 어깨너비로 벌리고 서서 주먹 쥔 손을 모아 입 앞쪽으로 든다.

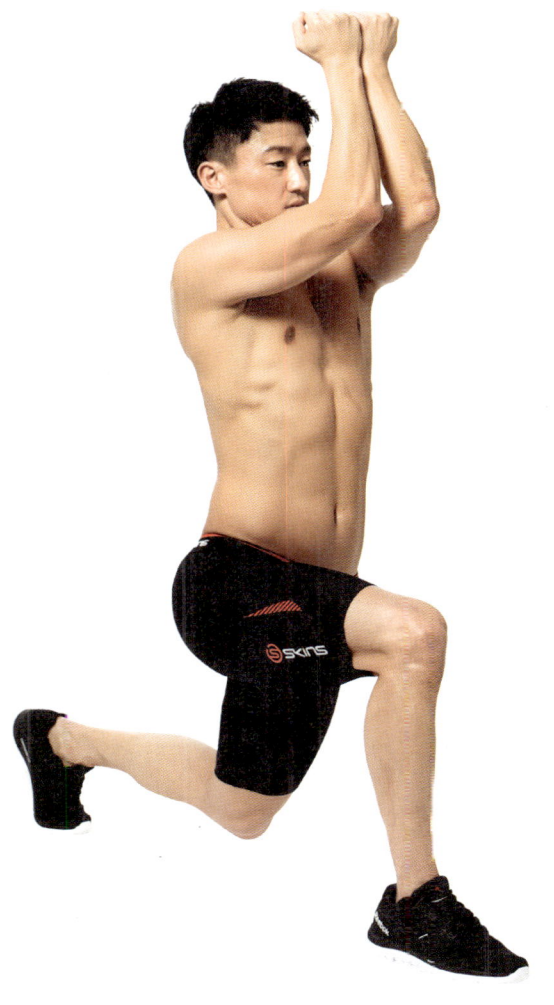

2 왼쪽 다리를 뒤로 넓게 뻗으며 무릎이 모두 직각이 되도록 앉는다. 동시에 양팔을 머리 위로 뻗어준다. 1로 돌아와 오른쪽도 실시한다.

2 WEEK

수요일 | 어깨 11 | 양팔 위로 올리기

20회 × 3세트

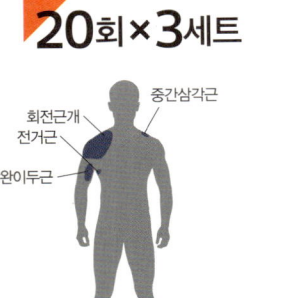

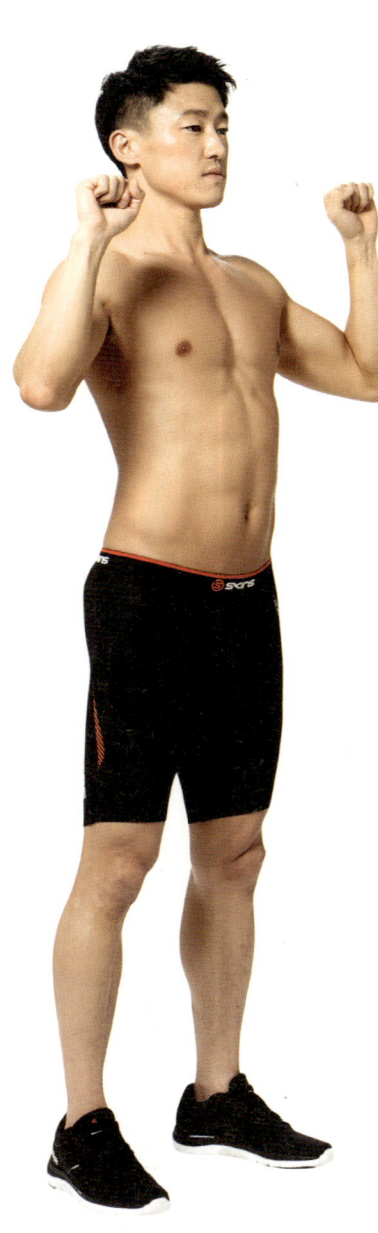

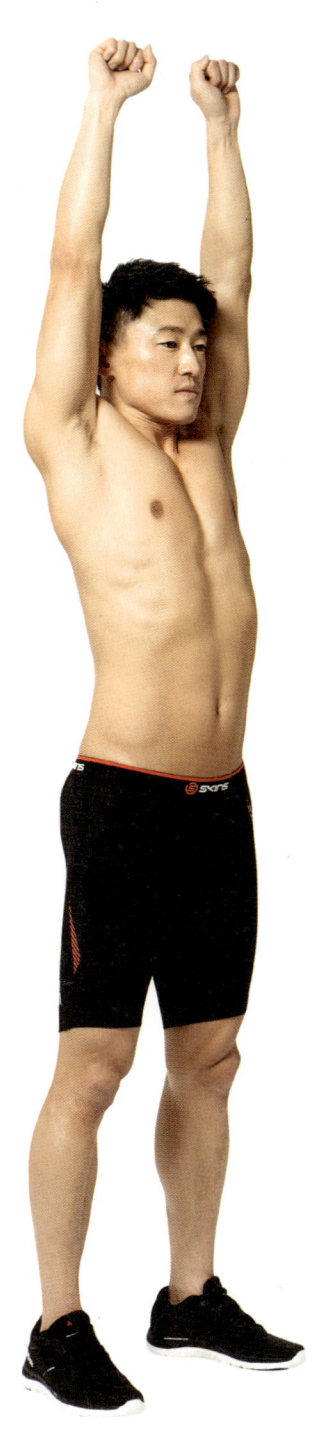

1 다리를 어깨너비로 벌리고 선다. 주먹이 어깨선 앞쪽에 위치하도록 팔꿈치를 굽힌다.

2 팔꿈치를 천천히 펴면서 팔을 머리 위로 곧게 들어 올린다.

넓은 어깨를 만드는 데 가장 중요한 중간삼각근 부위를 집중적으로 강화하는 운동이다. 무거운 중량을 들어 올린다는 느낌으로 동작을 반복하면 운동 효과가 더욱 증가한다.

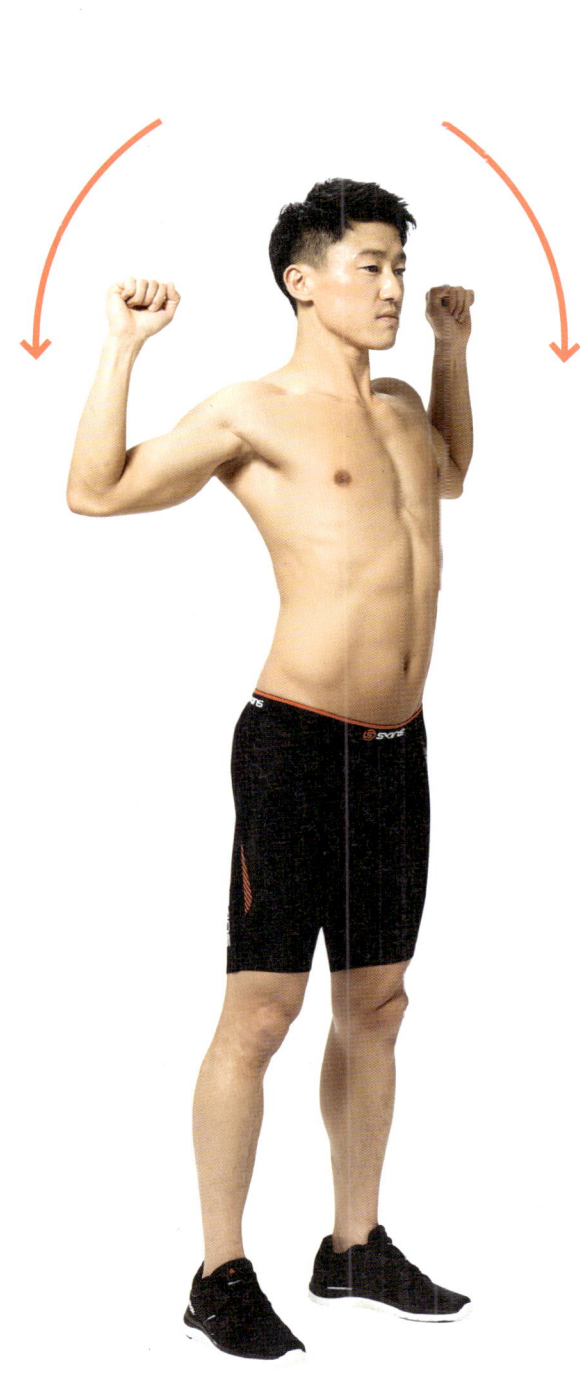

3 날개뼈 부근에 힘을 준 상태에서 팔을 머리 뒤쪽으로 당기듯 내린다.

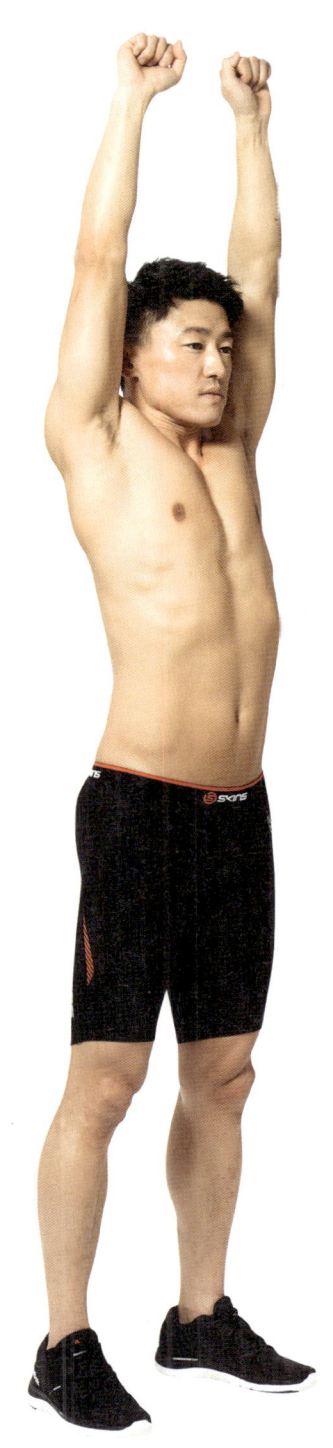

4 팔을 머리 위로 다시 끌어 올리면서, 1로 돌아와 반복한다.

2 WEEK

수요일 | 어깨 12 > 런지하며 양팔 올리기

20회 × 3세트

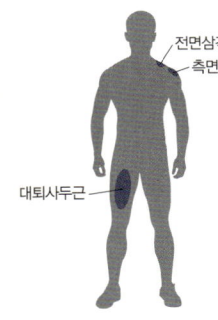

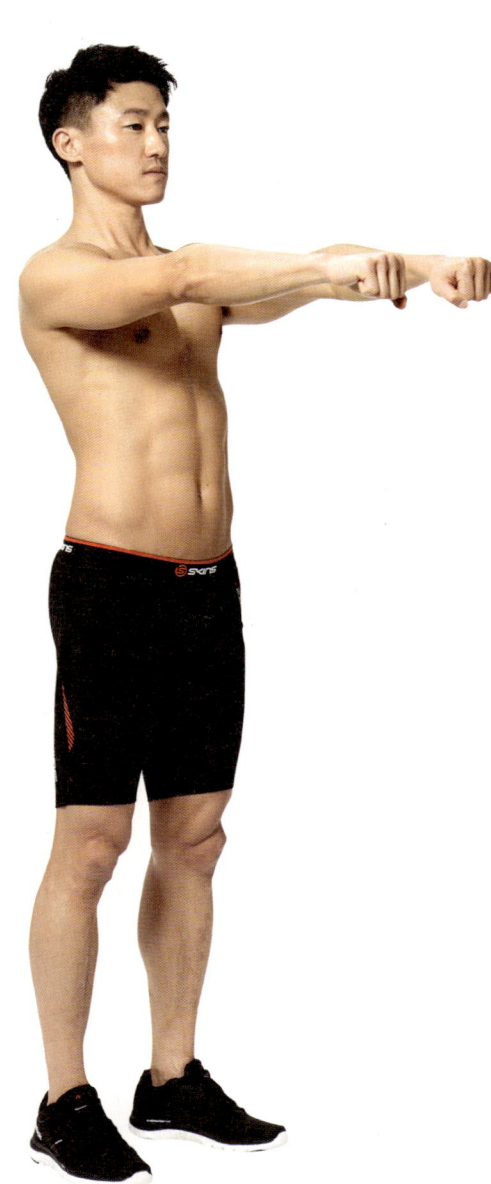

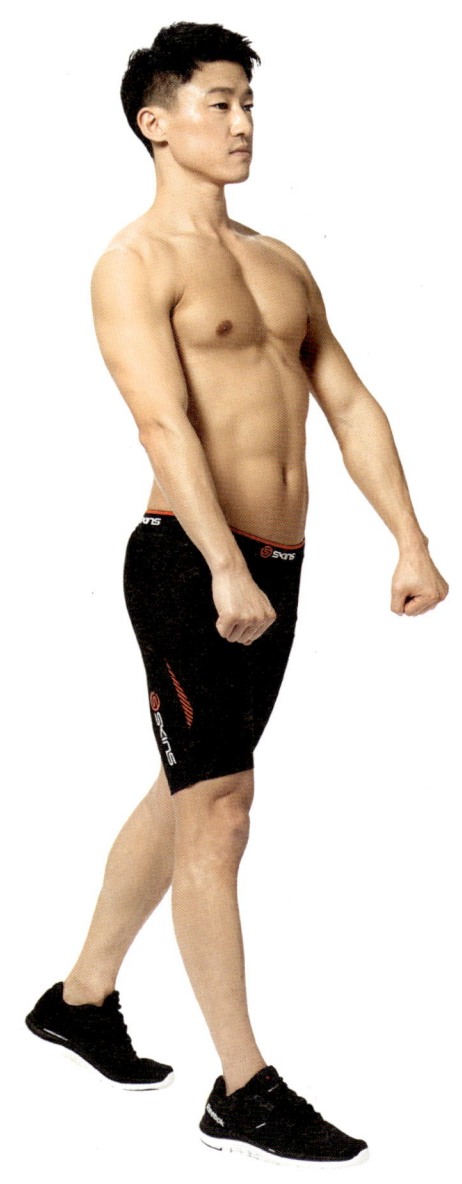

1 제자리에 서서 손등이 위로 가도록 주먹을 쥐고 앞으로 나란히 자세를 취한다.

2 팔을 아래로 내리면서 오른발을 앞으로 한 걸음 내딛는다.

하체 근육과 어깨 근육을 동시에 단련하는 운동이다. 어깨 근육의 움직임을 느끼며 반동을 이용하지 않고 천천히 동작을 단계별로 나누어 시행한다.

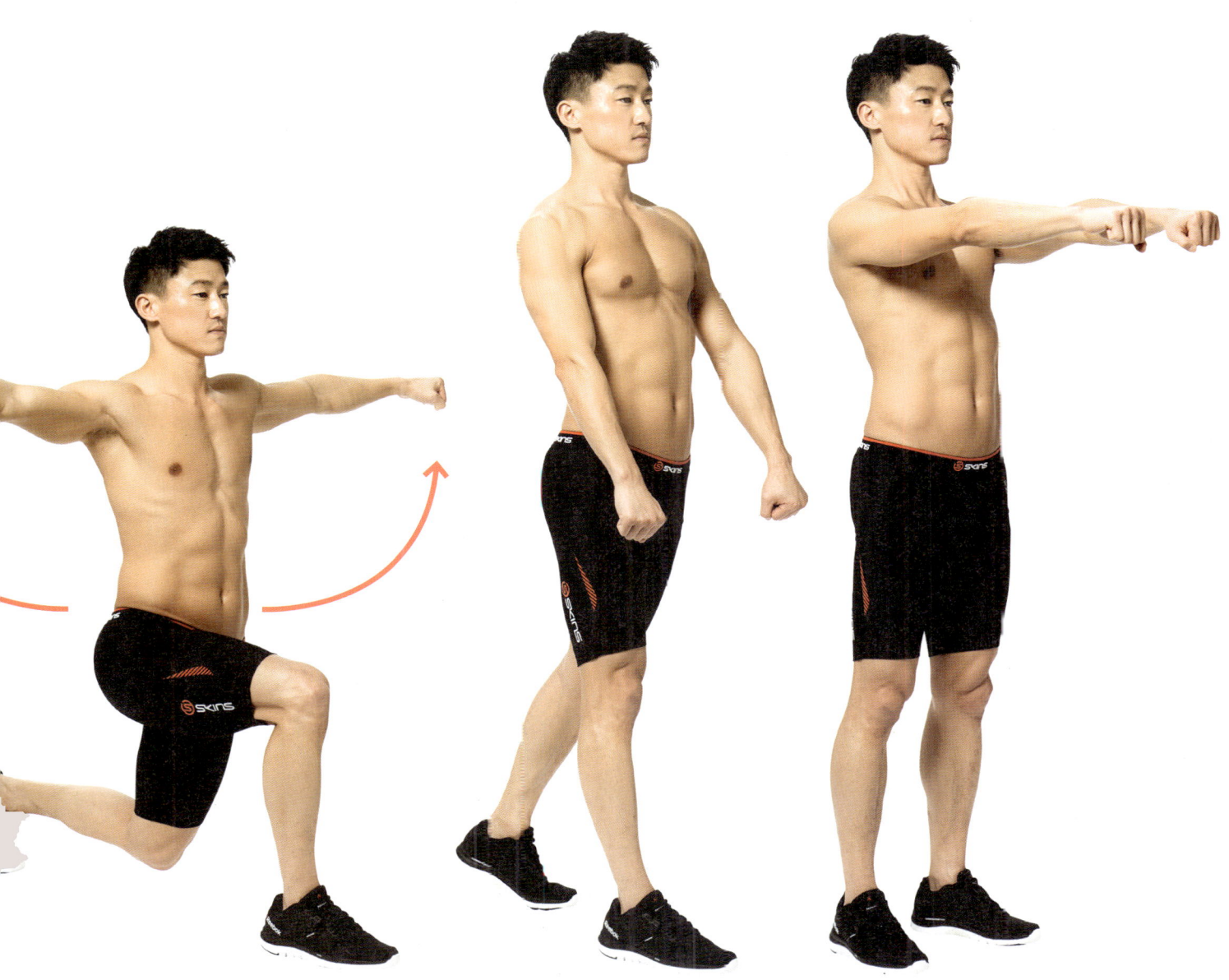

3 오른쪽 무릎은 직각으로 구부리고 왼쪽 무릎은 바닥에 닿을 정도로 깊숙이 앉는다. 동시에 팔을 좌우로 넓게 펼쳐 올린다.

4 천천히 일어서며 팔을 아래로 내리고, 굽혔던 무릎을 펴서 2로 돌아온다.

5 오른발을 뒤로 내딛으며 팔을 든다. 1로 돌아와 왼쪽도 실시한다.

37

2 WEEK

| 금요일 | 어깨 13 | ▶ 양손 맞대고 상체 올리기 |

20회×3세트

반동을 이용하지 않고 상체의 힘으로 전신을 들어 올리는 동작으로, 팔과 어깨의 근육을 강화한다. 모든 단계를 시행하면서 머리-상체-하체를 일직선으로 유지해야 운동 효과를 볼 수 있다.

중간삼각근
후면삼각근
견갑골 주변 근육

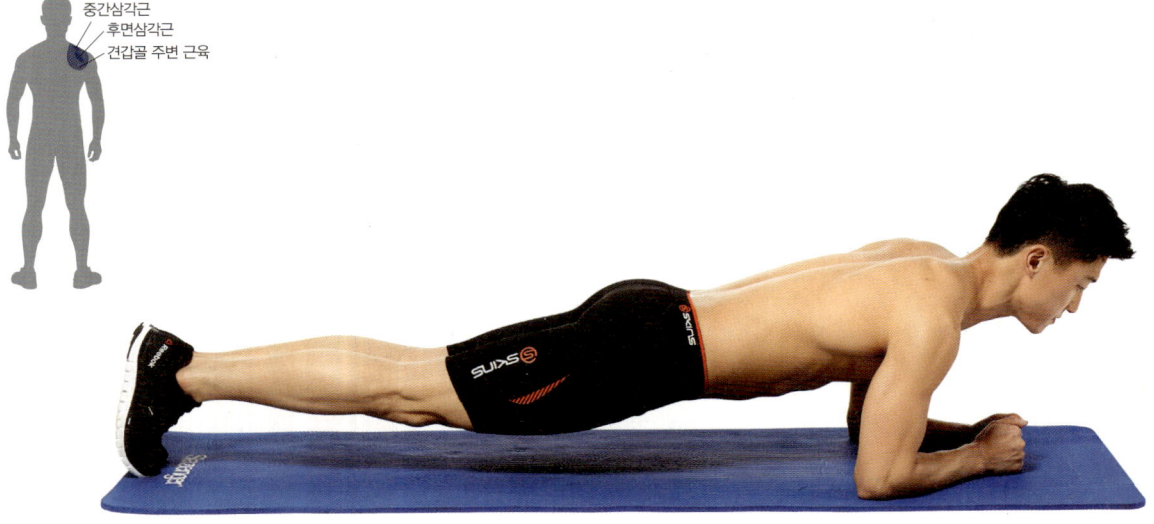

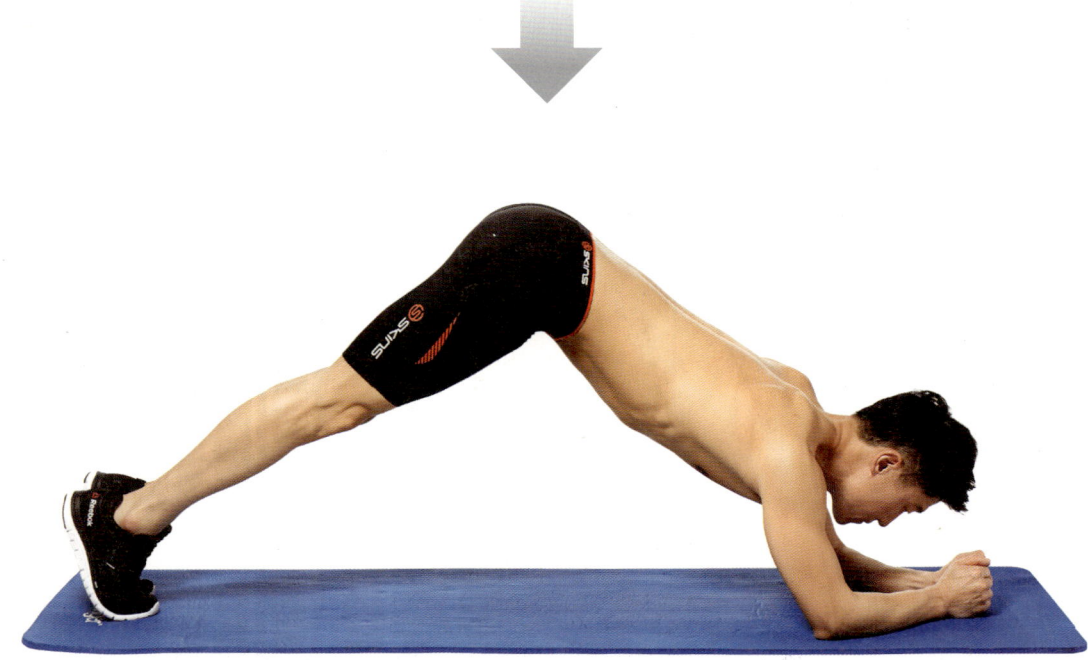

1 팔과 어깨, 복부에 힘을 주며 바닥에서 살짝 몸을 든다. 이때 어깨와 골반을 일직선으로 유지한다.

2 몸통을 뒤로 빼면서 엉덩이를 높이 들어 올린다. 1로 돌아와 반복한다.

2 WEEK

금요일 | 어깨 14 ▶ 다리 들며 상체 앞뒤로 이동하기

20회 × 3세트

몸을 앞뒤로 기울여 전신의 균형을 잡는 동작이다. 무게중심이 이동하면서 다리 뒤쪽 근육을 자극하고 어깨와 팔의 근력을 집중적으로 키울 수 있다.

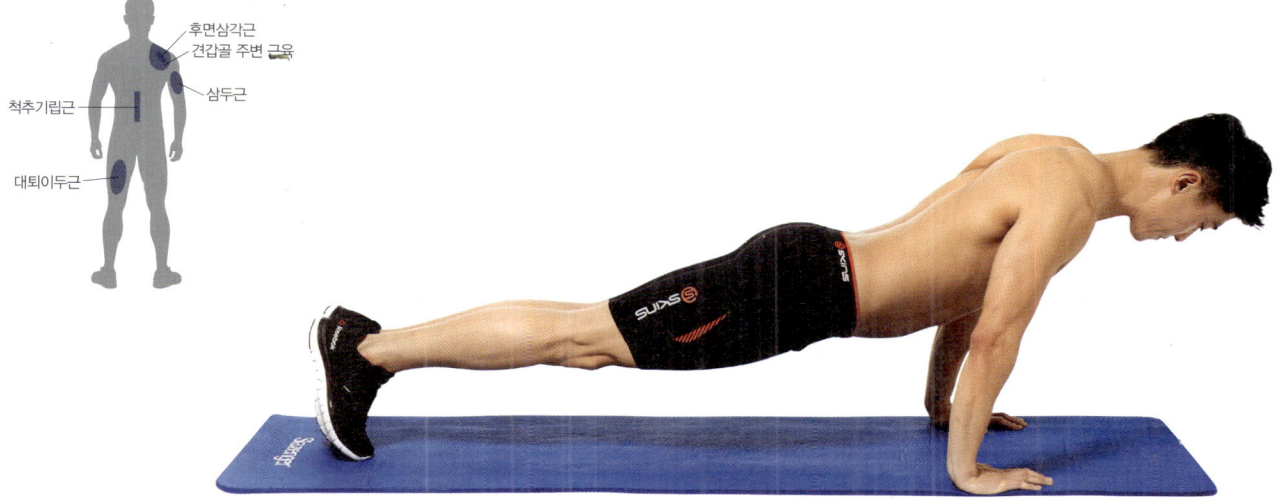

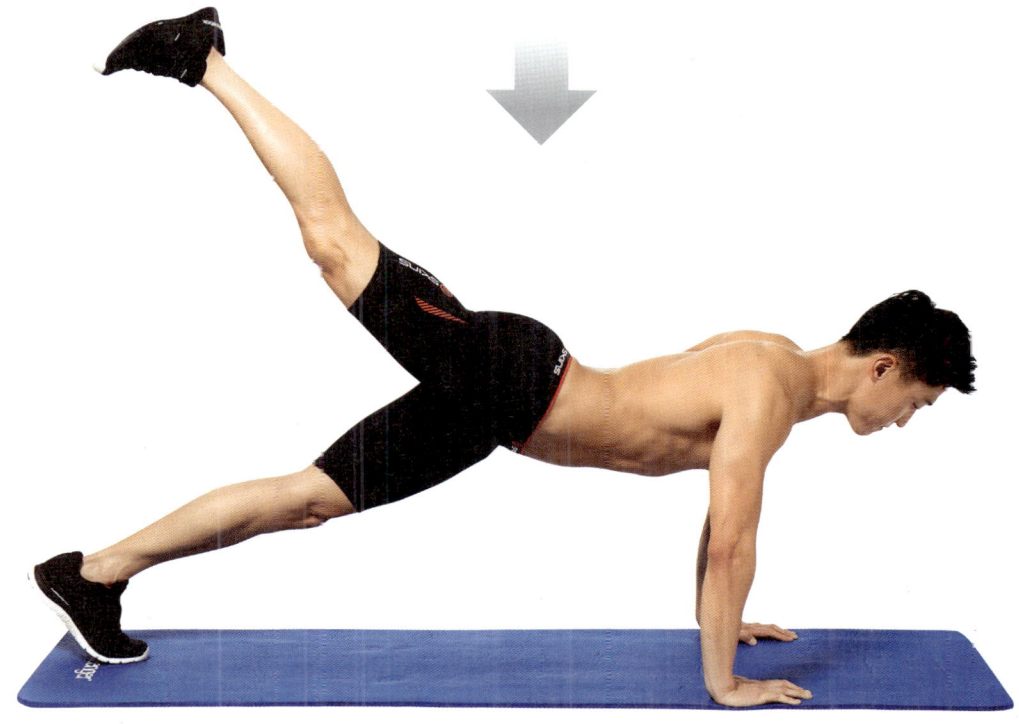

1 몸을 살짝 들고 발끝을 세워 엎드린다. 이때 손바닥은 최대한 배꼽 아래쪽 바닥을 짚는다.

2 몸통을 살짝 뒤로 움직이며, 팔은 바닥과 직각이 되도록 편다. 이때 오른쪽 다리를 최대한 높이 차올린다. 1로 돌아와 왼쪽도 실시한다.

2 WEEK ▶▶ 화·목·토요일

20회 × 3세트

가슴 2 | 전신 팔굽혀펴기

팔굽혀펴기를 통해 얻을 수 있는 가장 큰 효과는 탄력적인 가슴을 만들 수 있다는 것이다. 전신을 이용해 동작을 시행하지만 몸의 무게중심이 팔과 가슴에 실려 있어야 상체 근육이 발달할 수 있다.

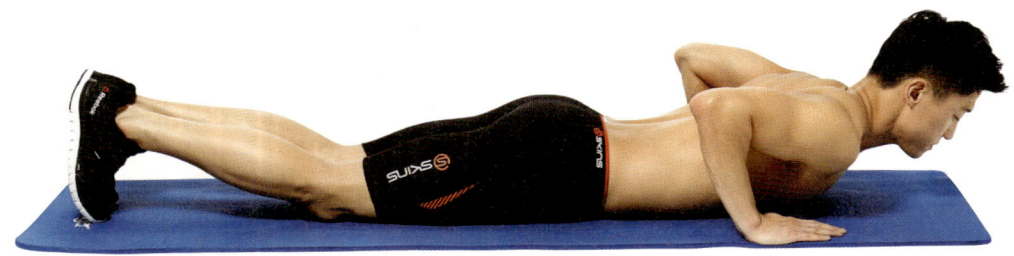

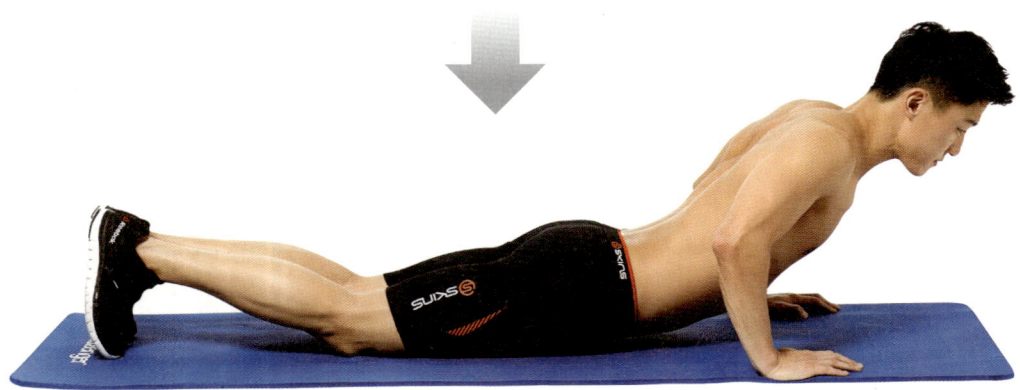

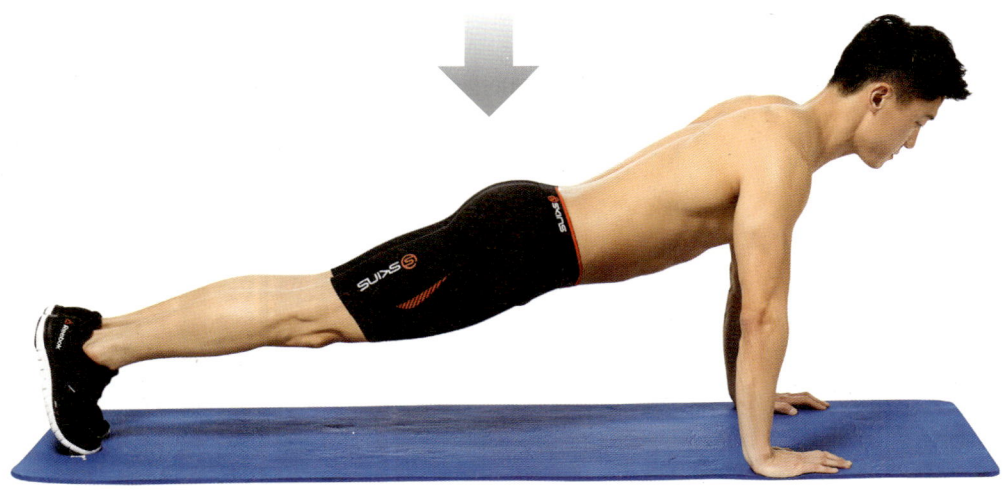

1 손바닥이 가슴 옆쪽에 위치하도록 짚고 발끝은 모아 세운 채로 바닥에 엎드린다.

2 하체를 고정한 채 팔꿈치를 펴면서 상체를 먼저 일으켜 세운다.

3 하체를 들어 올리며 팔꿈치를 완전히 편다. 1로 돌아와 반복한다.

2 WEEK ▶▶ 화·목·토요일

20회 × 3세트

등 2 상체 웅크렸다 펴기

상체를 웅크렸다가 가슴을 최대한 뒤로 활짝 벌려서 고개와 상체를 곧게 펴주면 등의 모든 근육에 자극을 줄 수 있다. 역삼각형 상체를 만들기 위해 필수적으로 해야 하는 운동이다.

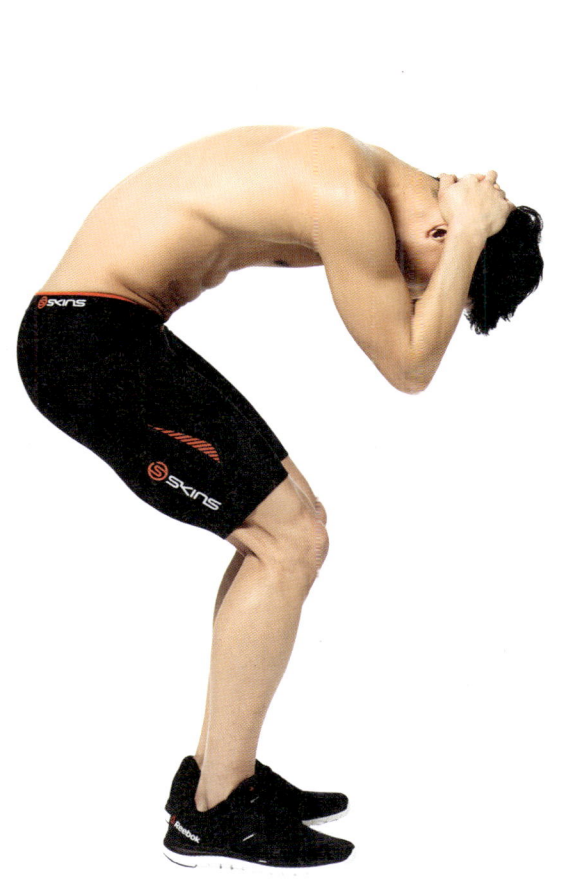

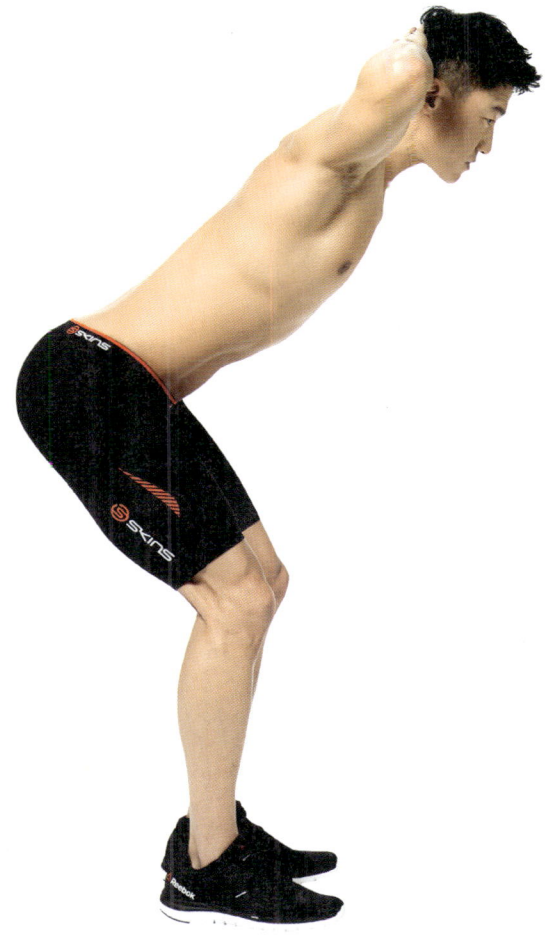

하체가 움직이지 않도록 주의한다.

1 무릎을 살짝 구부리고 선다. 상체를 웅크린 후 머리 뒤로 깍지를 낀다.

2 고개를 들고 허리를 곧게 편다. 깍지를 낀 채로 가슴을 활짝 펴서 등 근육을 수축시킨다.

2 WEEK ≫ 화·목·토요일

팔 2 | 양손 마주 잡고 팔 운동하기

20회 × 3세트

팔의 모든 근육들을 집중적으로 사용하며 특히 팔 안쪽과 팔꿈치 주변 근육을 강화하는 동작이다. 무릎을 구부려 앉는 스쿼트(기마 자세)를 통해 허벅지 근육과 엉덩이 근육도 함께 단련된다.

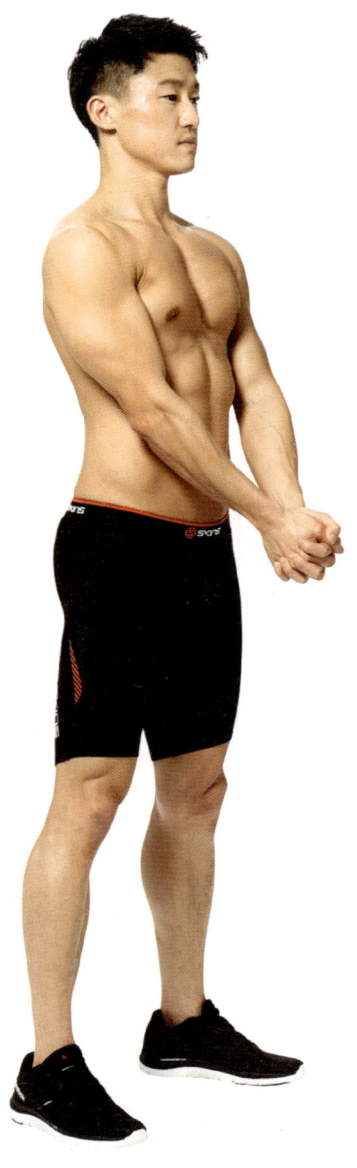

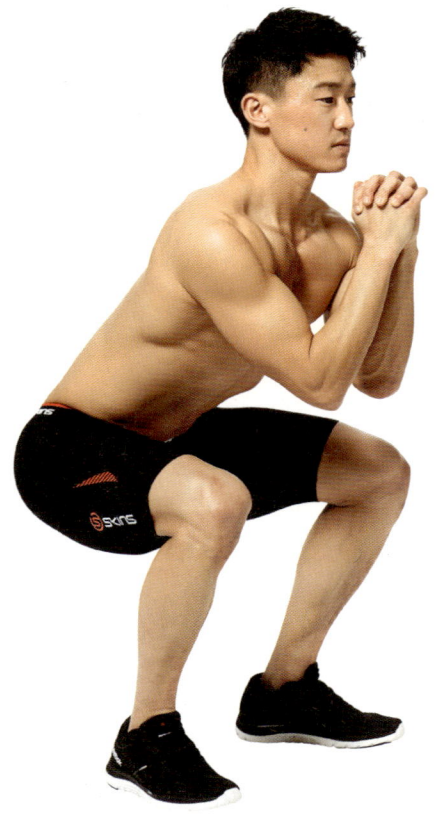

양손을 서로 밀어야 팔에 힘이 들어간다.

1 양손을 마주 잡고 다리를 어깨너비의 1.5배 정도로 넓게 벌리고 선다.

2 허리를 곧게 세우고 엉덩이를 뒤로 빼면서 무릎을 구부려 천천히 앉는다. 이때 손은 가슴 쪽으로 모은다.

2 WEEK >>> 화·목·토요일

20회 × 3세트

복부 2 상체 일으켜 대각선으로 팔 뻗기

복부의 근육을 집중적으로 키우는 운동이다. 등을 바닥에 댄 상태에서 고개만 들어 복부 위쪽을 강하게 수축하고, 주먹을 대각선으로 뻗으면서 복부 옆쪽을 더욱 강력하게 단련할 수 있다.

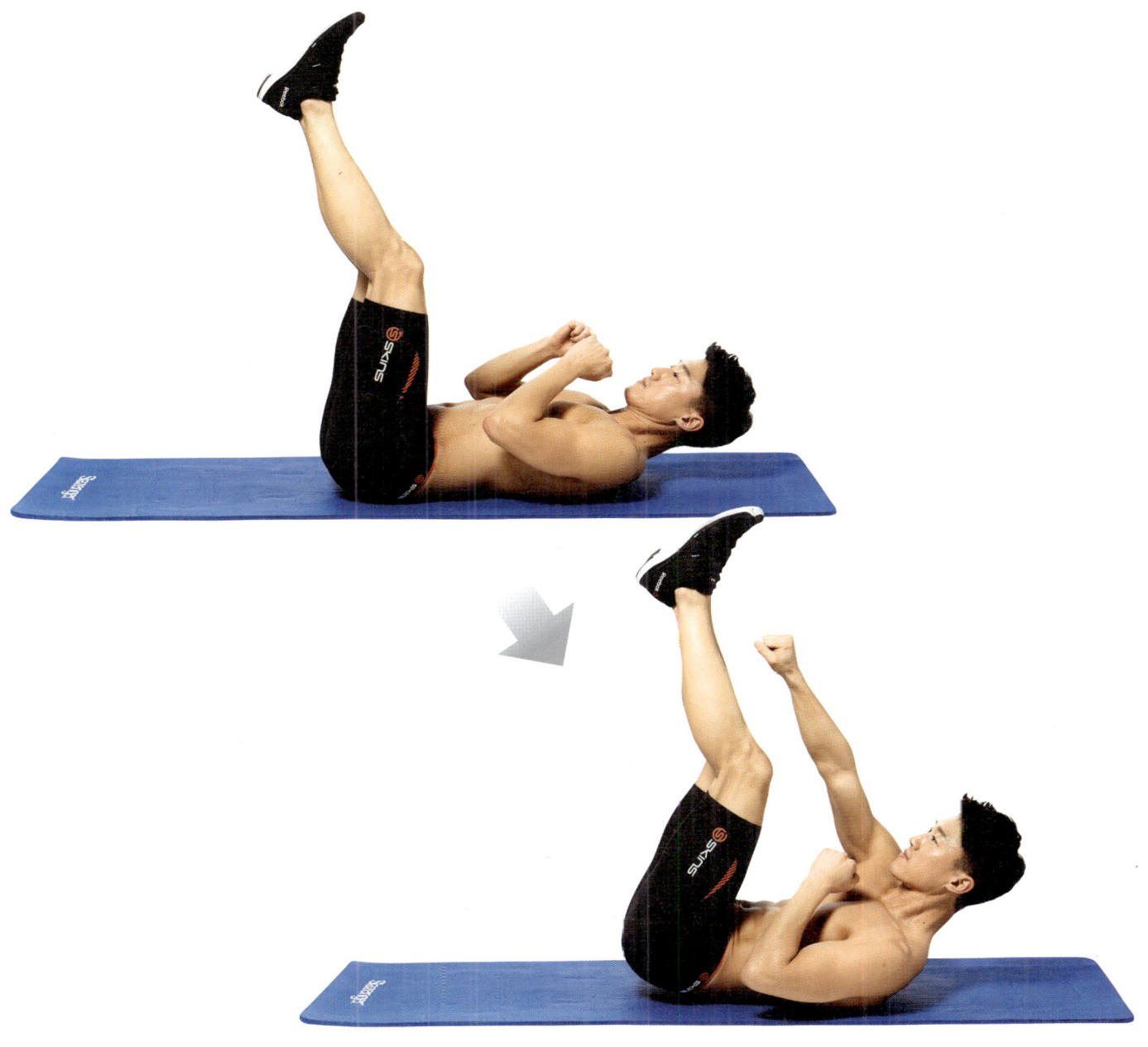

1 바닥에 누워 다리를 모아 높이 들어 올린다. 주먹 쥔 손은 가슴 앞으로 모은다.

2 오른쪽 주먹이 왼쪽 다리를 향하도록 사선으로 곧게 뻗는다. 이때 복부를 수축하며 상체를 최대한 일으켜 세운다. 1로 돌아와 반대쪽도 실시한다.

체형이 다르면 운동법도 달라져야 한다!

1 조금만 먹어도 쉽게 살이 찌는 체형
체지방 많은 체형이라면 공복 유산소 운동을 한다

❶ 운동 시간
체내에 지방이 많이 축적된 체형이라면 하루에 30분 이상의 충분한 시간을 매일, 꾸준히 운동하는 것이 좋다. 하지만 무엇보다도 일상적으로 생활 속에서, 습관적으로 많이 움직여야 한다. 특정 시간에만 운동을 한다고 생각하지 말고 화장실을 가거나 주차장으로 이동할 때, 또는 TV를 시청하는 동안에도 최대한 많이 움직이는 식으로 말이다. 즉 깨어 있는 모든 시간을 운동 시간이라고 인식하는 자세가 필요하다.

❷ 운동 방법
체지방이 많은 사람이 처음부터 무리한 운동을 하는 것은 좋지 않다. 너무 무거운 중량을 사용하여 운동하기보다 맨몸으로 시행하는 근력 운동을 추천한다. 자신의 체중 자체가 기구 이상의 무게 역할을 하기 때문이다.
따라서 맨몸으로 60~70%의 힘을 사용하는 중강도 운동을 시행하고, 차츰 세트 수와 반복 횟수를 늘려가며 운동하는 것이 바람직하다.
체지방이 많은 사람에게 좋은 유산소 운동은 걷기다. 단순한 걷기보다는 약간의 경사를 숨이 조금 차오를 정도로 걷는 게 관절 건강에도 좋고, 체지방 연소에도 더욱 효과적이다.

❸ 추천 운동법 : 공복 유산소 운동
공복 유산소 운동이란 잠자리에서 일어나 아무것도 먹거나 마시지 않고 유산소 운동을 하는 것을 말한다. 우리가 먹는 음식물은 몸속에서 포도당으로 전환된다. 그리고 전환된 포도당은 혈액으로 이동하고, 근육이나 간에서는 포도당의 집합체인 글리코겐 형태로 저장된다. 만약 탄수화물을 섭취하지 않으면 저장된 글리코겐을 분해하여 사용하고, 그마저도 부족하면 단백질이나 지방을 탄수화물화하여 에너지로 사용하기 때문에 지방 연소에 유리한 상황이 된다. 그러므로 체지방을 연소하기 위해서는 공복인 상태에서 몸을 움직이는 것이 좋다.
한 가지 주의해야 할 점은 공복 유산소 운동을 할 때 체내에서 단백질과 지방이 동시에 빠져나간다는 사실이다. 따라서 근육과 지방을 함께 빼야 하는 체지방이 많은 사람들에게는 매우 좋은 방법이 될 수 있지만, 근육량이 적은 마른 몸매의 사람들이 공복 유산소 운동을 하게 되면 역효과가 날 수도 있다. 당뇨병이 있는 사람들 역시 공복 유산소 운동을 하면 체내의 혈당이 급속도로 떨어져 저혈당 증상을 초래할 수 있으므로 주의해야 한다.

❹ 음식 섭취
연어, 참치, 달걀흰자, 닭가슴살, 소고기, 콩 등 단백질 위주의 식사를 하며, 탄수화물과 지방이 들어 있는 음식은 최대한 섭취를 제한한다. 뿐만 아니라 단백질을 먹을 때에는 채소를 함께 먹어 섬유질과 비타민을 섭취한다.
또한 공복기가 길어지면 다음에 섭취하는 칼로리를 지방으로 먼저 변환하려고 하므로, 세 끼를 최대한 규칙적으로 챙겨 먹어서 지방이 체내에 축적되는 상황을 최소화한다. 식사와 식사 사이에는 배가 고프지 않도록 수분과 채소를 섭취하며 포만감을 유지하는 것이 좋다. 무엇보다도 저녁 6시 이후에는 되도록 음식을 먹지 않도록 한다.

> **체중 감량을 원한다면**
> 탄수화물 20%, 단백질 40%, 섬유질 40%의 비율로 식단을 구성한다.

체형별 맞춤 운동법

2 아무리 먹어도 좀처럼 살이 찌지 않는 체형
마른 체형이라면 1시간 이상 운동하지 않는다

❶ 운동 시간

일반적으로 강도 높은 운동을 1시간 이상 지속하게 되면, 근육의 펌핑 효과(근력 운동 후 혈류량이 증가해 일시적으로 근육이 부풀어 오르는 현상)가 떨어지고 스트레스성 호르몬인 코르티솔이 분비되어 근육의 합성을 방해하고 근조직을 손상시킨다.
특히 마른 체형인 사람이 1시간 이상 운동을 지속하였을 경우 몸의 에너지원인 탄수화물을 모두 소비하게 되고, 장기의 에너지원인 지방까지도 태워 버리기 때문에 체중이 더욱 줄어들게 된다. 그렇기 때문에 마른 체형이라면 다른 체형보다 좀 더 정확한 자세로 근육의 자극에 집중해 짧은 시간 운동을 해야 근육이 붙으며 체중이 증가한다.

❷ 운동 방법

초급자라면 총 3세트를 운동한다고 했을 때 세트당 최소 10회, 평균 12~15회를 시행하는 것이 이상적이다. 이 책에서처럼 맨몸 운동을 할 때는 자신의 체중을 이용하기 때문에 부상의 위험이 적어 20회 시행도 가능하다. 하지만 중량을 이용해 운동할 때는 초급자의 경우 부상의 위험이 있기 때문에 12~15회를 반복할 수 있는 무게로 세트를 진행하는 것이 가장 바람직하다.
중급자의 경우에는 총 3~5세트로 각 세트당 최소 8회에서 최대 12회로 트레이닝한다. 초급자보다 높은 중량으로 세트당 5~10%의 중량을 올리고 횟수는 점차 줄여가는 피라미드형 세트 방식으로 진행하는 것이 좋다.

❸ 추천 운동법 : 굵고 짧은 근력 운동

유산소 운동은 심폐지구력 향상뿐 아니라 체지방을 연소시켜 칼로리 소모를 돕는 운동이다. 그렇기 때문에 마른 체형의 사람이 장시간 유산소 운동을 하는 것은 바람직하지 않다.

마른 체형이라면 최대 운동 시간이 1시간을 넘지 않도록 하고, 운동 시작 전에 러닝머신이나 사이클을 이용해 10분 정도 유산소 운동을 진행한다.
유산소 운동이 끝나면 정확한 자세로 진행하는 근력 운동을 30~40분만 실시한다. 짧은 시간 운동해도 충분한 효과를 얻을 수 있도록 집중해서 근육을 자극하도록 한다.
근력 운동을 마치면 다시 유산소 운동을 10~15분간 실시한다. 숨이 차오를 정도로 에너지 소모량을 높이지 말고 가볍게 걷는 속도로 운동하면 된다.

❹ 음식 섭취

탄수화물과 단백질을 지속적으로 섭취하는 것이 중요하다. 특히 탄수화물 섭취량을 단백질 섭취량보다 높이는 것이 좋다. 강도 높은 운동에 대비해 충분한 에너지를 체내에 공급해주려면 탄수화물을 단백질보다 많이 섭취해야 한다. 만약 운동을 하다가 에너지원이 부족해지면 지방을 에너지원으로 사용할 위험이 있으며, 이때 소비한 에너지를 보충해주어야 근육의 합성이 촉진되기 때문이다.
하지만 무조건 탄수화물만 섭취량을 늘린다고 해서 체중이 비약적으로 증가하지는 않는다. 근육을 만드는 단백질 섭취에도 반드시 신경을 써야 한다. 하루에 2~4회, 탄수화물과 단백질이 들어 있는 음식을 규칙적으로 섭취하고 공복기가 없도록 꾸준히 간식을 먹는 습관도 꼭 들여야 한다.

> **근육량 증가를 원한다면**
> 탄수화물 40%, 단백질 40%, 섬유질 20%의 비율로 식단을 구성한다.

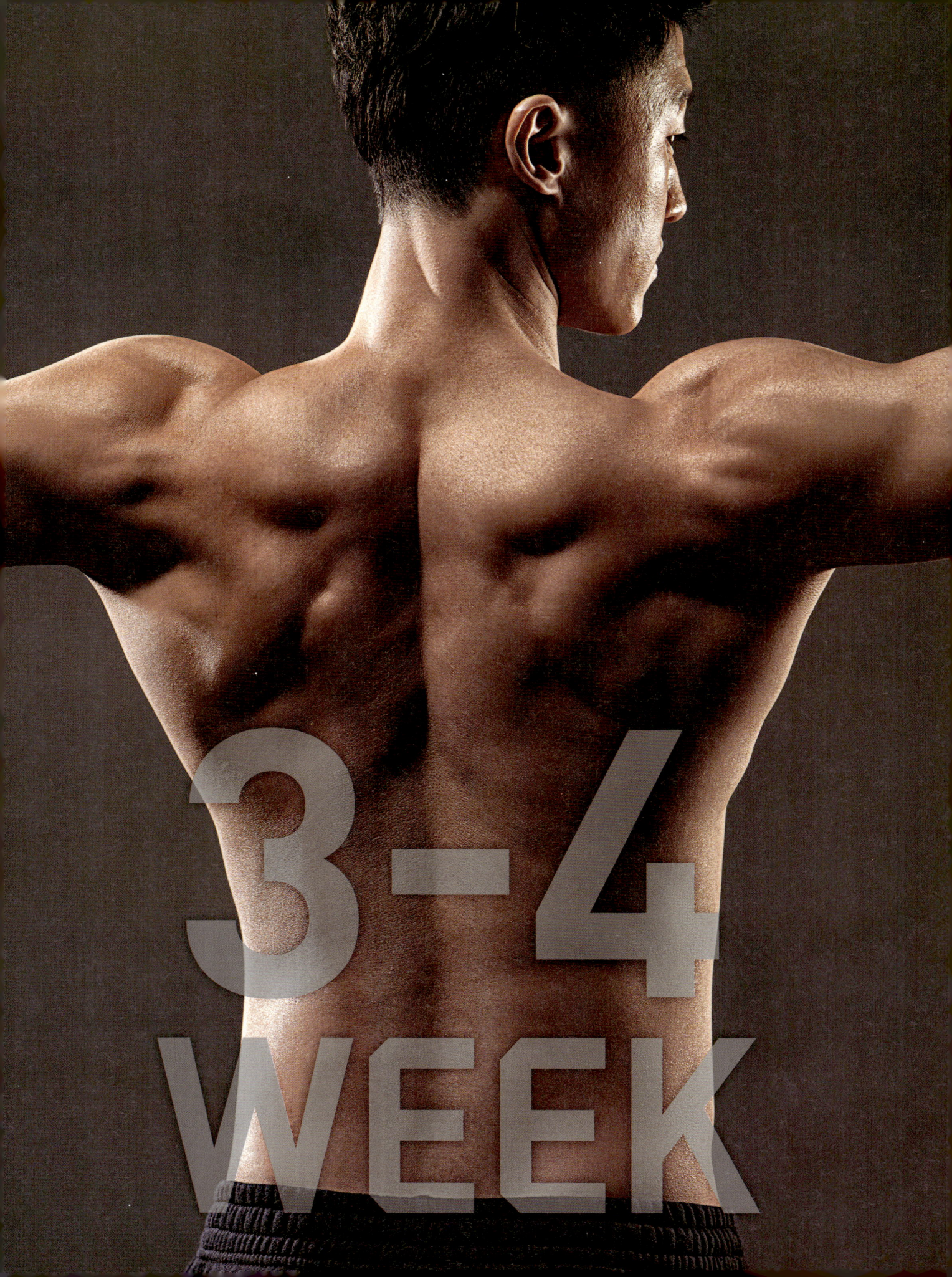

넓고 선명한 어깨를 조각하는 프로그램

1-2주차의 운동들을 무리 없이 소화해냈다면 3-4주차에는 어깨 근육을 더욱 넓고 선명하게 만들어보자. 점차 난도가 높아지는 동작을 시행하며 수축과 이완에 집중해야 한다.

3주차에는 상체 근육량을 증가시키는 데 집중한다. 2주차까지 근육의 힘을 어느 정도 키웠다면, 3주차에는 근육의 크기를 키우는 운동들을 실시하도록 구성하였다. 강도 높은 자극과 회복을 반복함으로써 근육의 크기 자체를 키울 수 있을 것이다.

4주차에는 근육의 선명도를 높이는 데 집중한다. 넓고 균형 잡힌 어깨, 탄탄한 가슴, 잔근육으로 가득찬 등과 팔을 그리며 노력하자. 근육의 탄력과 힘, 크기가 모두 증가하면서 뚜렷한 윤곽의 근육질 몸매로 변신하게 될 것이다.

※ 월·수·금요일에 각 운동기 끝나면 화·목·토요일에는 부위별 운동을 반드시 실시한다.

	월요일	화요일	수요일	목요일	금요일	토요일
준비 운동	워밍업 스트레칭	워밍업 스트레칭	워밍업 스트레칭	워밍업 스트레칭	워밍업 스트레칭	워밍업 스트레칭
3주차 어깨 운동	어깨 13 p.38 어깨 14 p.39 어깨 15 p.48 어깨 16 p.50	가슴 3 p.56 등 3 p.58 팔 3 p.60 복부 3 p.61	어깨 15 p.48 어깨 16 p.50 어깨 17 p.52 어깨 18 p.53	가슴 3 p.56 등 3 p.58 팔 3 p.60 복부 3 p.61	어깨 17 p.52 어깨 18 p.53 어깨 19 p.54 어깨 20 p.55	가슴 3 p.56 등 3 p.58 팔 3 p.60 복부 3 p.61
4주차 어깨 운동	어깨 19 p.54 어깨 20 p.55 어깨 21 p.62 어깨 22 p.63	가슴 4 p.70 등 4 p.71 팔 4 p.72 복부 4 p.73	어깨 21 p.62 어깨 22 p.63 어깨 23 p.64 어깨 24 p.65	가슴 4 p.70 등 4 p.71 팔 4 p.72 복부 4 p.73	어깨 23 p.64 어깨 24 p.65 어깨 25 p.66 어깨 26 p.68	가슴 4 p.70 등 4 p.71 팔 4 p.72 복부 4 p.73
마무리 운동	릴렉스 스트레칭	릴렉스 스트레칭	릴렉스 스트레칭	릴렉스 스트레칭	릴렉스 스트레칭	릴렉스 스트레칭

3 WEEK

| 월요일 | 어깨 15 | **땅 짚고 헤엄치기** |

10회 × 3세트

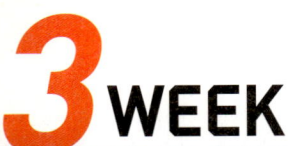

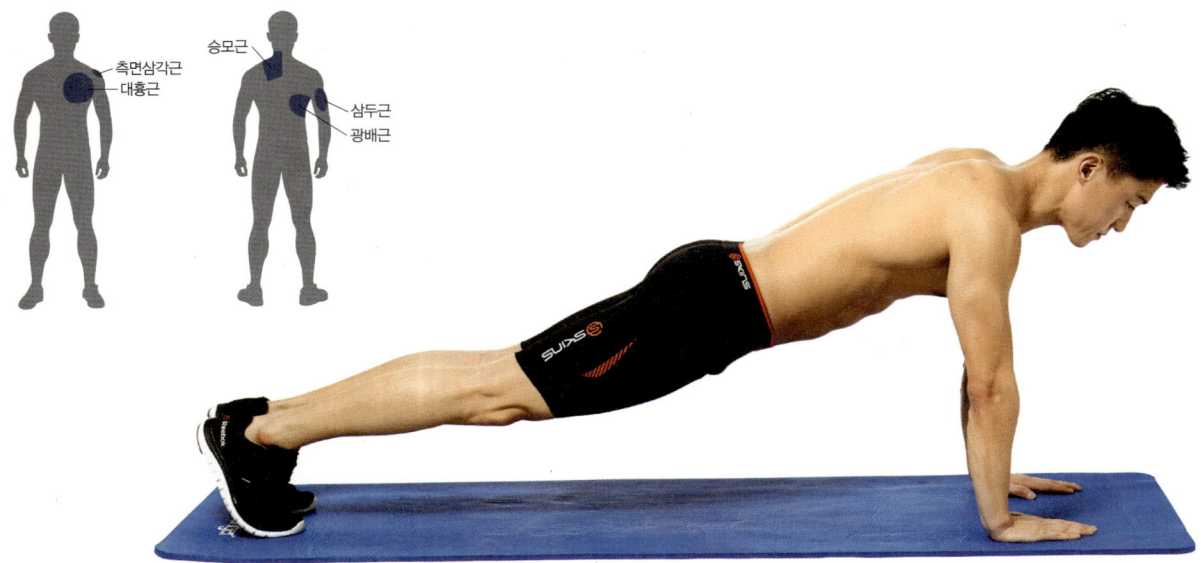

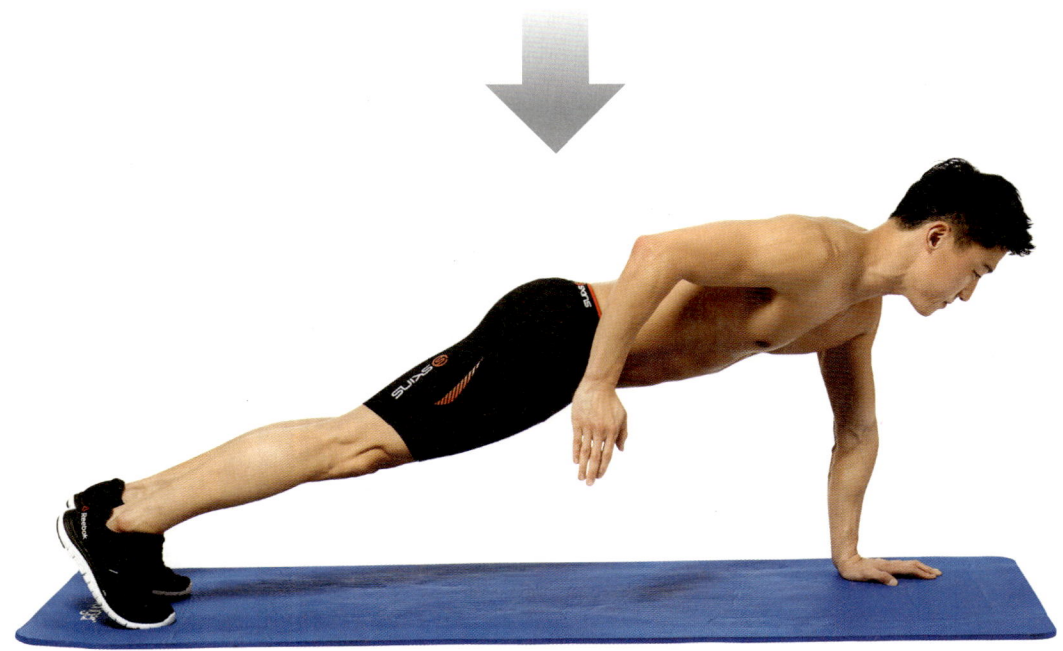

1 발끝은 모으고 손바닥으로 바닥을 짚은 채 엎드린다.

2 왼팔로 몸을 지탱하고, 팔꿈치를 구부린 뒤 오른팔을 살짝 들어 올린다.

어깨 13
20회×3세트

+

어깨 14
20회×3세트

+

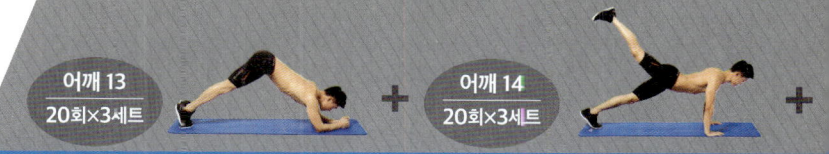

상체 전반에 걸쳐 여러 부위의 근육을 단련하는 동작이다. 특히 몸을 지탱하는 팔의 어깨 근육을 다른 어떤 동작들보다 강하게 자극하며, 몸 전체의 균형 감각을 키우는 데에도 효과적이다.

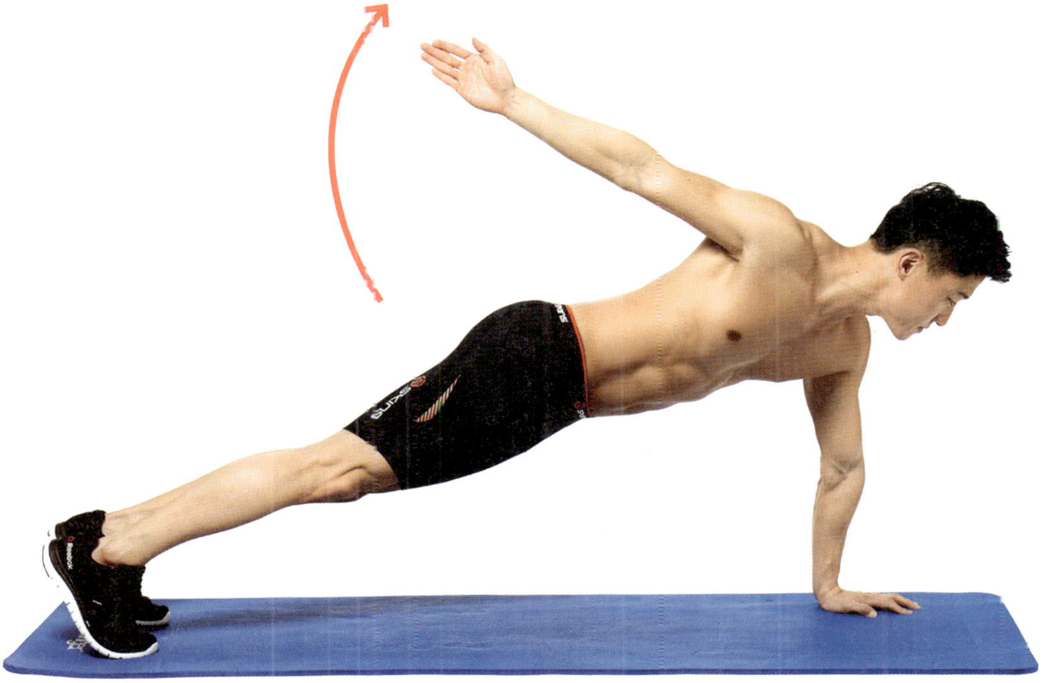

팔을 돌리는 동안 몸통은 고정 자세로 유지한다.

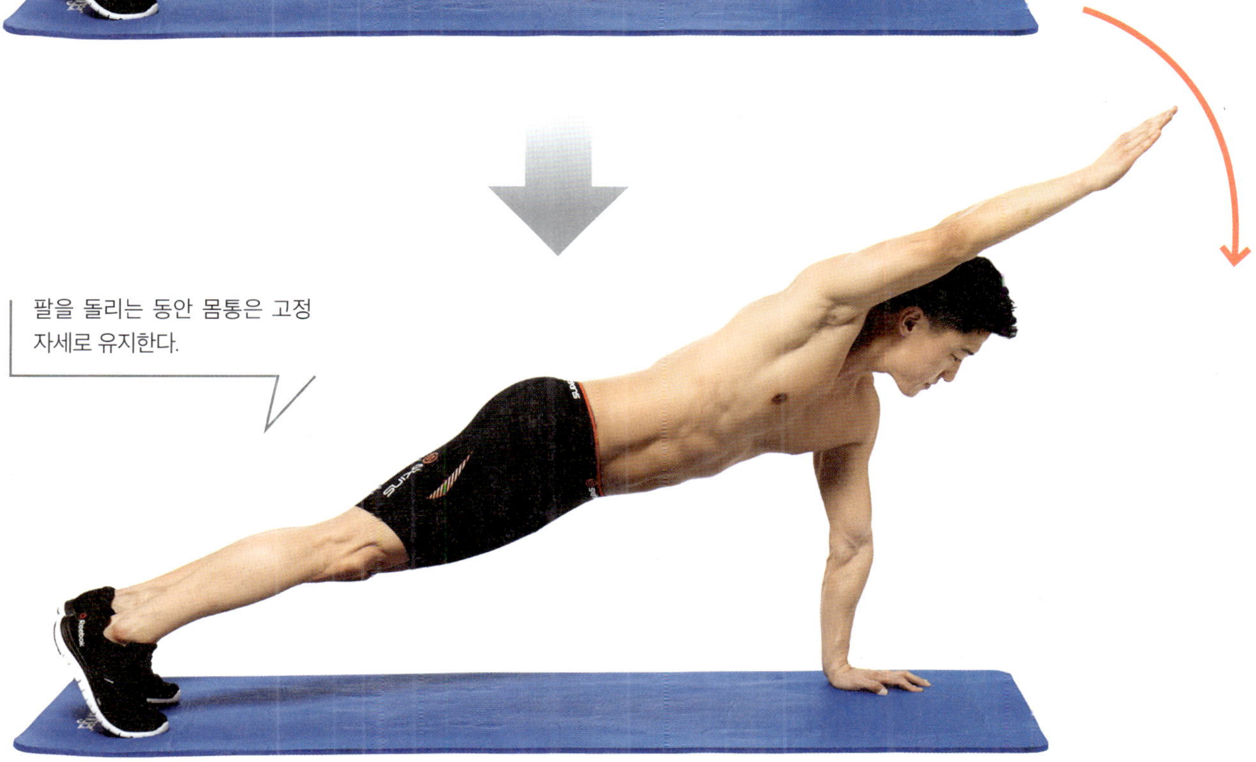

3 자유형을 하듯 뒤에서 앞으로 크게 팔을 돌린다.

4 팔을 곧게 펴서 머리 앞까지 회전시키고 1로 돌아와 왼쪽도 실시한다.

3 WEEK

| 월요일 | 어깨 16 | > 양팔 엇갈려 돌리기 |

20회 × 3세트

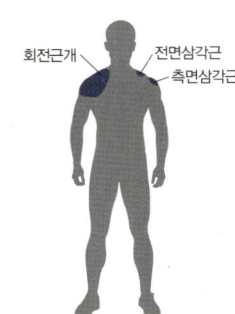

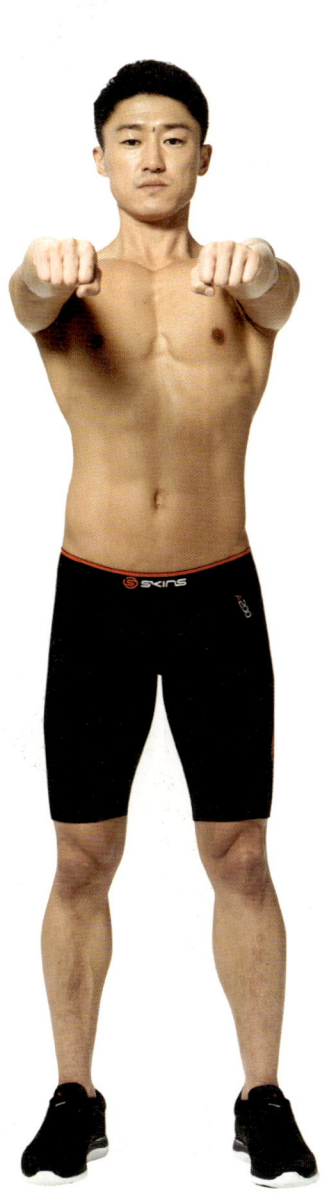

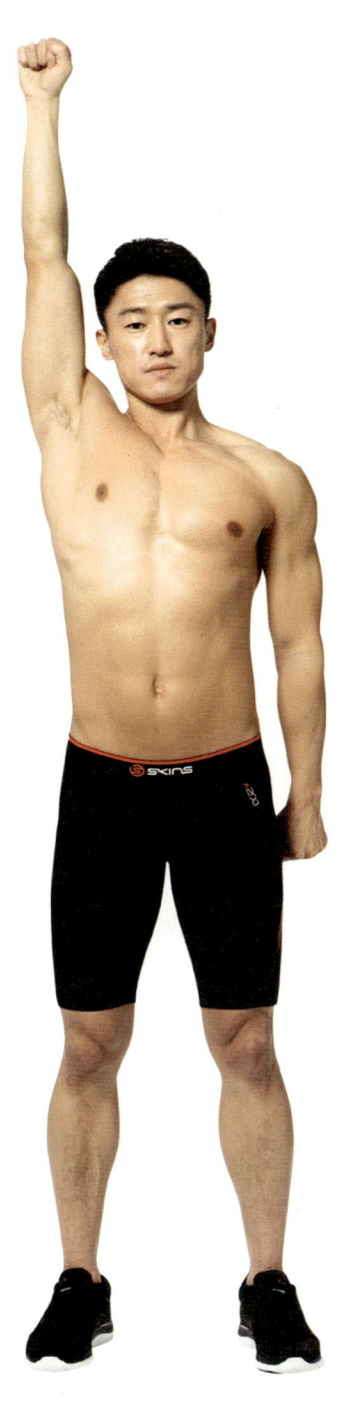

1 제자리에 서서 손등이 위로 가도록 주먹을 쥐고 앞으로 나란히 자세를 취한다.

2 오른팔을 머리 위로 들어 올리고 왼팔을 아래로 내린다.

어깨 근육의 전반적인 유연성을 향상시켜서, 어깨 관절을 움직일 때 동작을 부드럽게 함과 동시에 근력을 향상시킨다. 모든 동작을 시행할 때 어깨에 힘을 주고 팔꿈치를 곧게 펴는 것이 중요하다.

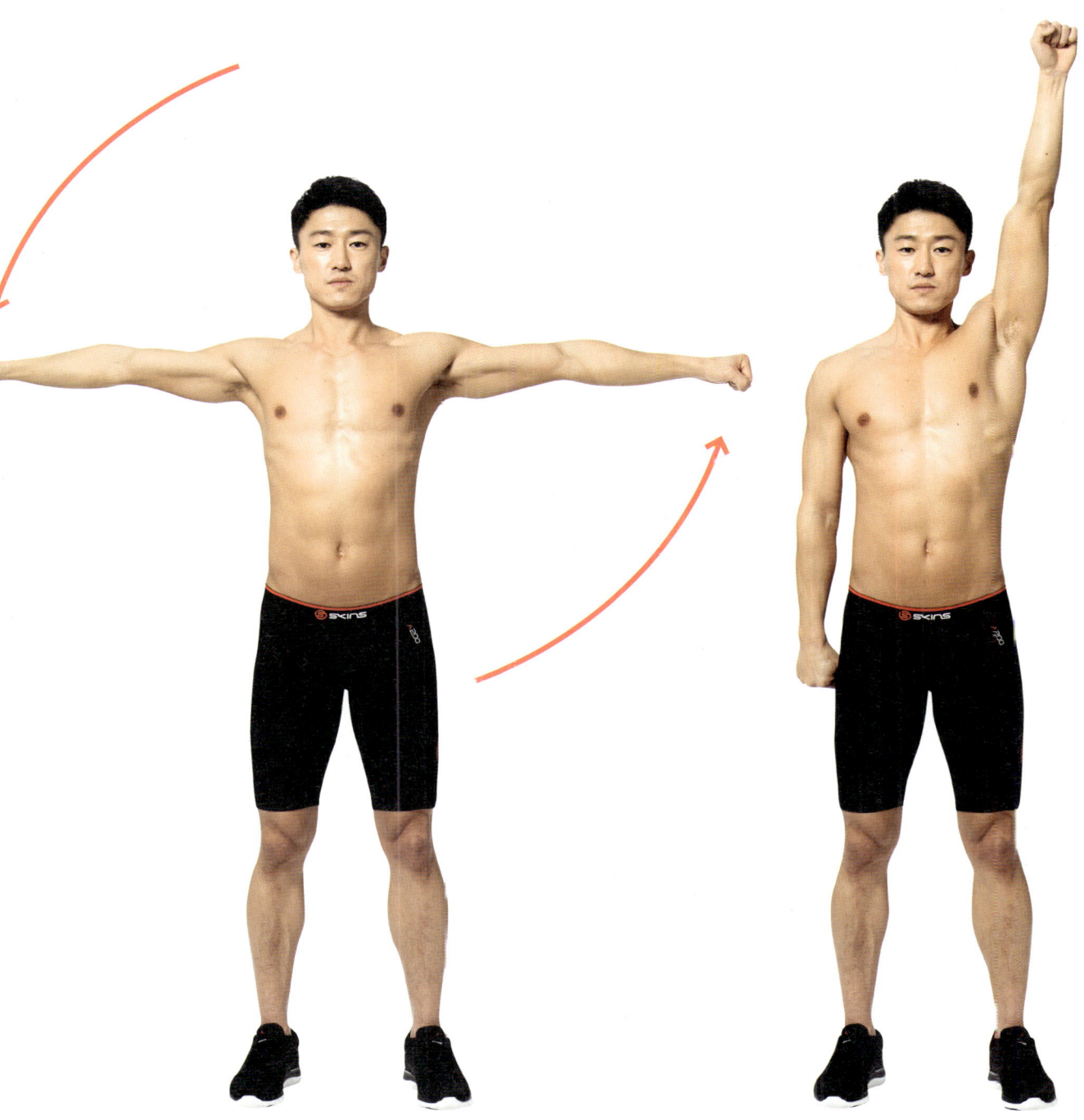

3 팔꿈치를 굽히지 않고 곧게 편 채 양팔을 회전시켜 허수아비처럼 수평으로 뻗는다.

4 왼팔을 머리 위로 들어 올리고, 오른팔을 아래로 내린다. 1로 돌아와 반대쪽도 실시한다.

3 WEEK

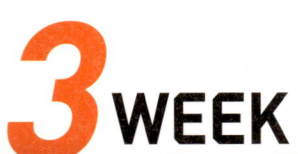

| 수요일 | 어깨 17 | 엎드려 양팔 앞으로 올리기 |

20회×3세트

전신에 걸쳐 여러 부위에 자극이 전해지는 고난도 동작이다. 폭발적인 근력을 필요로 하는 운동이므로 부상의 위험이 높다. 충분히 스트레칭을 하고 나서 시행해야 한다.

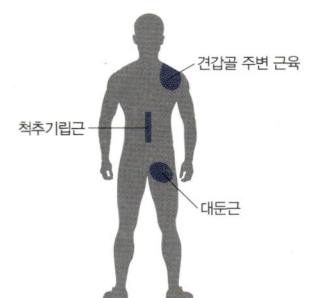

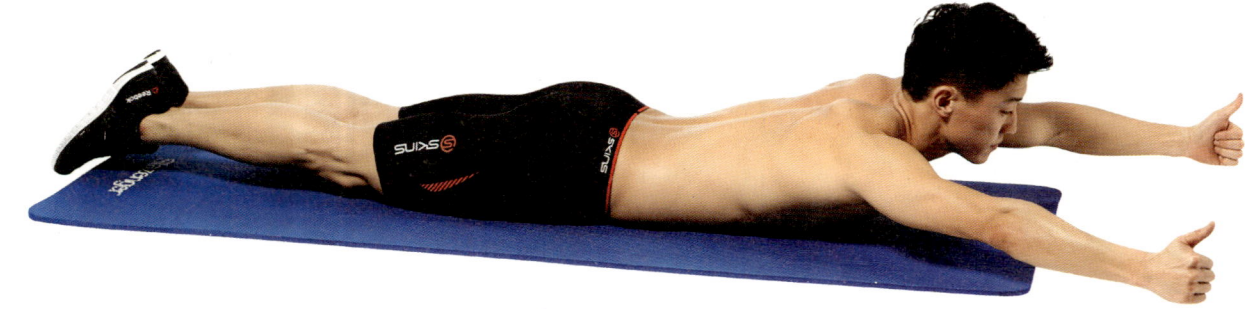

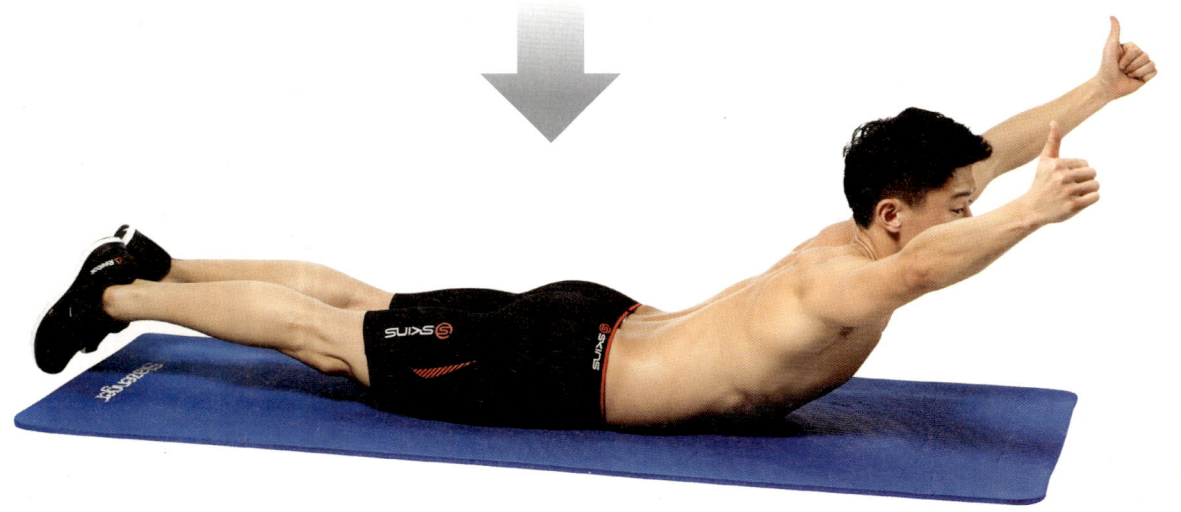

1 바닥에 엎드려 엄지손가락을 치켜세우고 양팔은 앞으로 곧게 뻗는다. 단, 팔이 바닥에 닿지 않도록 한다.

2 하체는 바닥에 고정한 채 상체만 바닥에서 들어 올린다. 이때 양팔을 V자 모양으로 최대한 높이 든다.

3 WEEK

수요일 | 어깨 18 > 강한 어깨 푸시업

20회 × 3세트

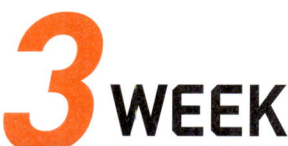

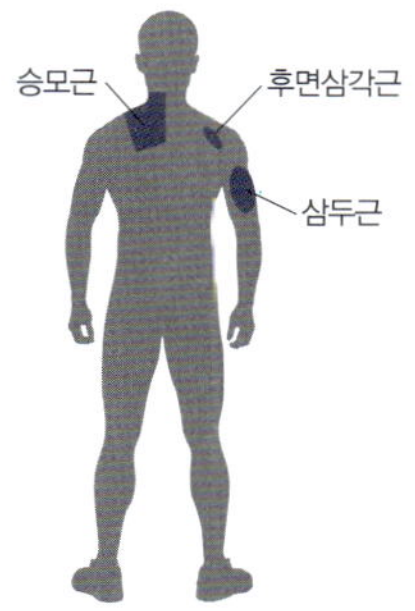

승모근, 후면삼각근, 삼두근

팔굽혀펴기 자세에서 팔과 다리의 위치가 가까워지도록 조정한 응용 동작이다. 무게중심을 머리 쪽에 두어야 팔과 어깨에 강한 자극을 줄 수 있다. 자세가 무너지지 않도록 무릎을 너무 많이 구부리지 않는 것이 중요하다.

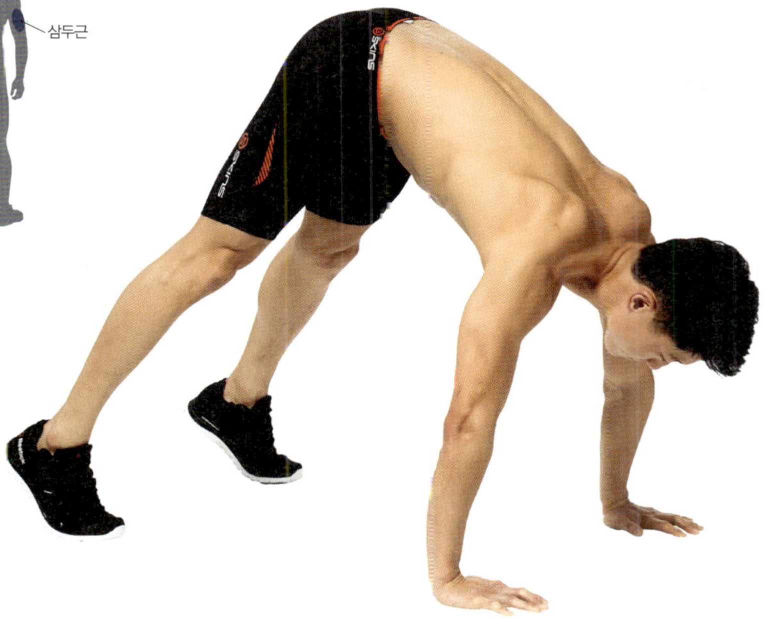

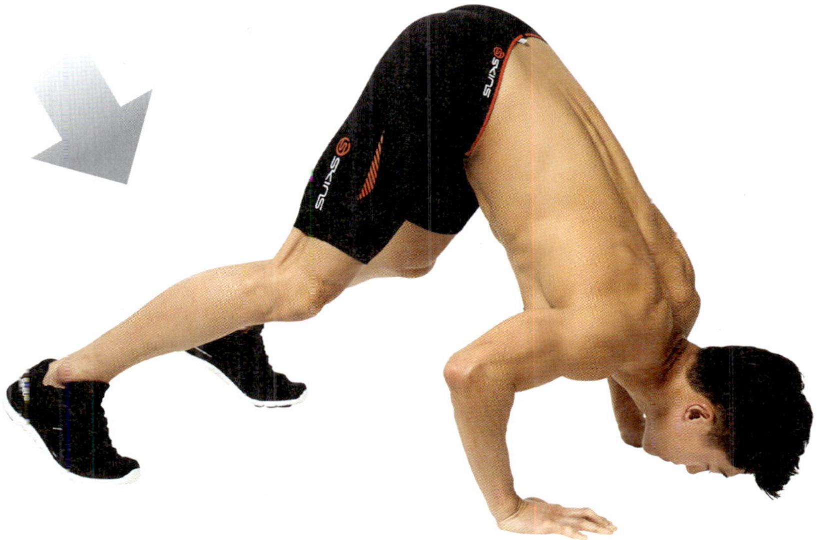

1 팔과 다리를 어깨너비보다 넓게 벌리고 엎드린다. 이때 팔과 다리의 거리를 최대한 가까이 해서 엉덩이를 높이 든다.

2 천천히 팔꿈치와 무릎을 구부리며 머리를 바닥에 닿기 직전까지 내렸다가 올린다.

3 WEEK

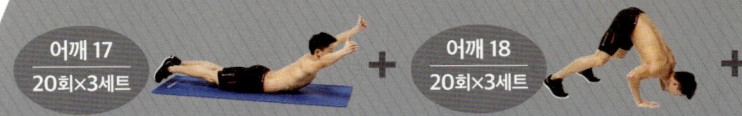

| 금요일 | 어깨 19 | 앉았다 일어서며 덤벨 올리기 |

20회 × 3세트

어깨 근육 전반을 단련시키는 운동이다. 스쿼트를 하면서 팔을 뻗는 동작까지 함께 시행하기 때문에 하체와 상체가 균형 있게 발달된다.

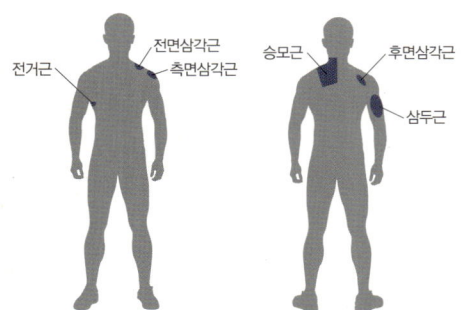

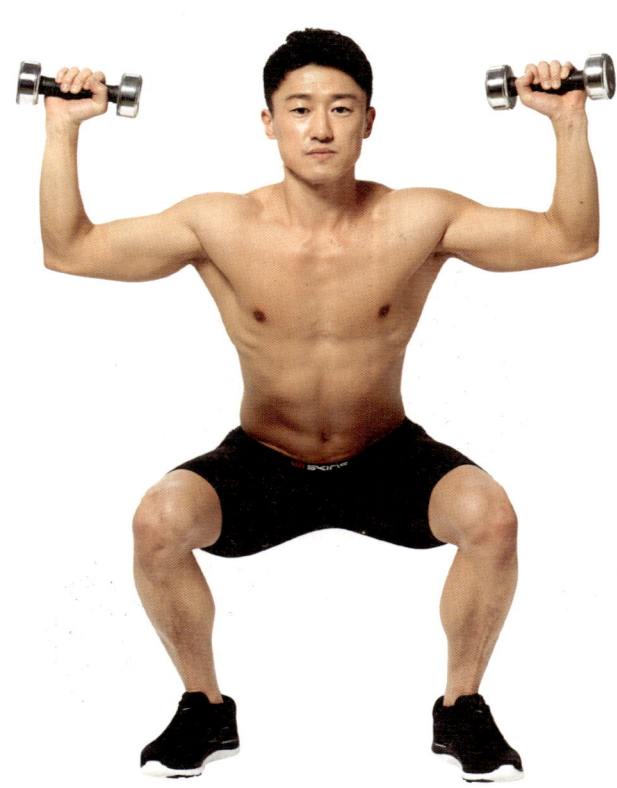

1 손등이 얼굴 쪽을 향하도록 덤벨을 쥐고 양쪽 귀 옆에 위치하도록 팔을 굽힌다. 허리는 곧게 펴고 엉덩이를 뒤로 빼면서 무릎을 굽혀 앉는다.

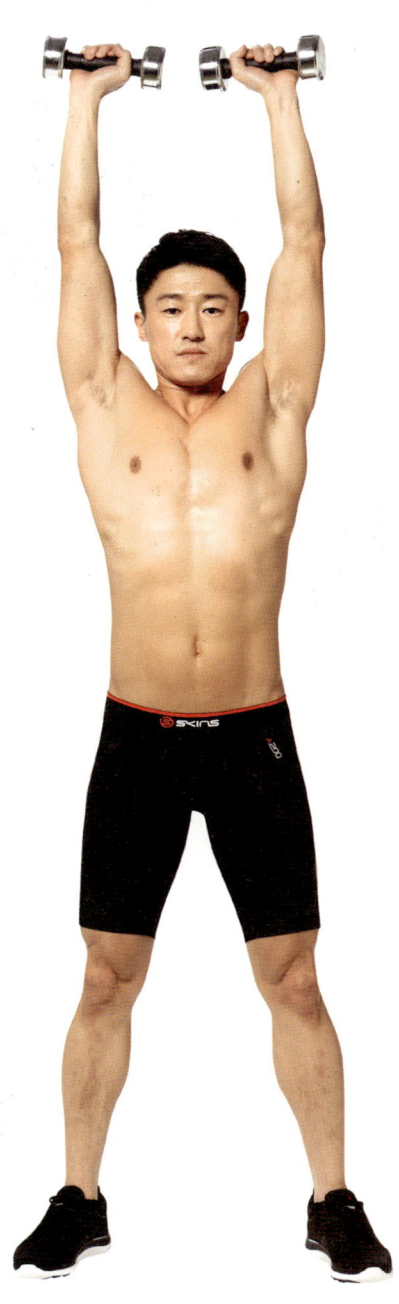

2 천천히 일어나면서 팔을 곧게 뻗어 덤벨을 머리 위로 들어 올린다. 1로 돌아와 반복하며, 무릎이 발끝을 넘어서지 않게 주의한다.

3 WEEK

| 금요일 | 어깨 20 | > 손목 돌려 올리며 사이드 앉기 |

20회 × 3세트

광범위한 전신 근력 운동이다. 동작을 빠르게 실시하면 유산소 운동의 효과도 볼 수 있다. 무릎을 굽힐 때 구부리는 무릎 쪽으로 무게중심을 이동시키고 반대쪽 다리는 곧게 편다.

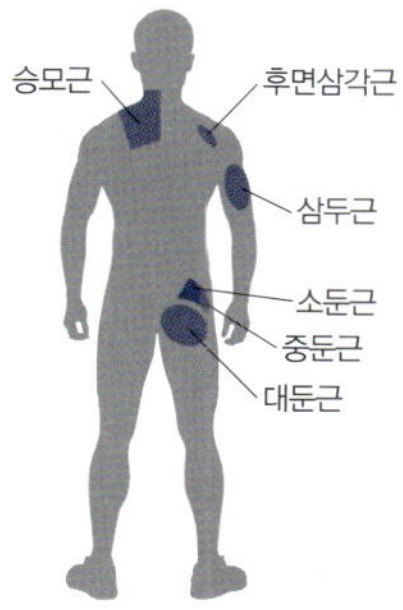

승모근, 후면삼각근, 삼두근, 소둔근, 중둔근, 대둔근

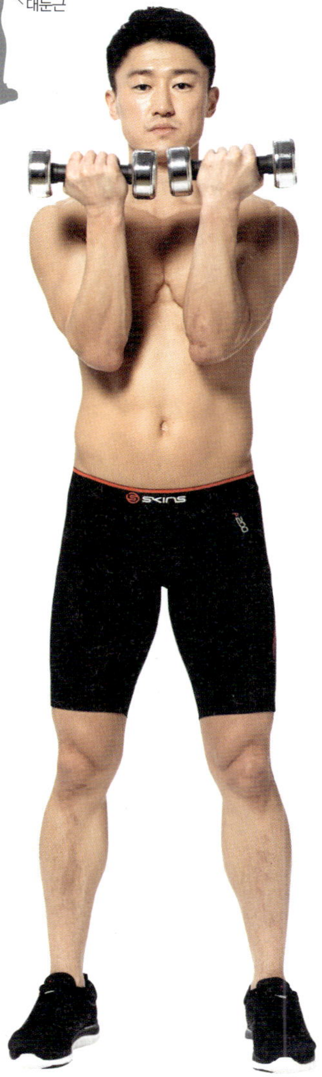

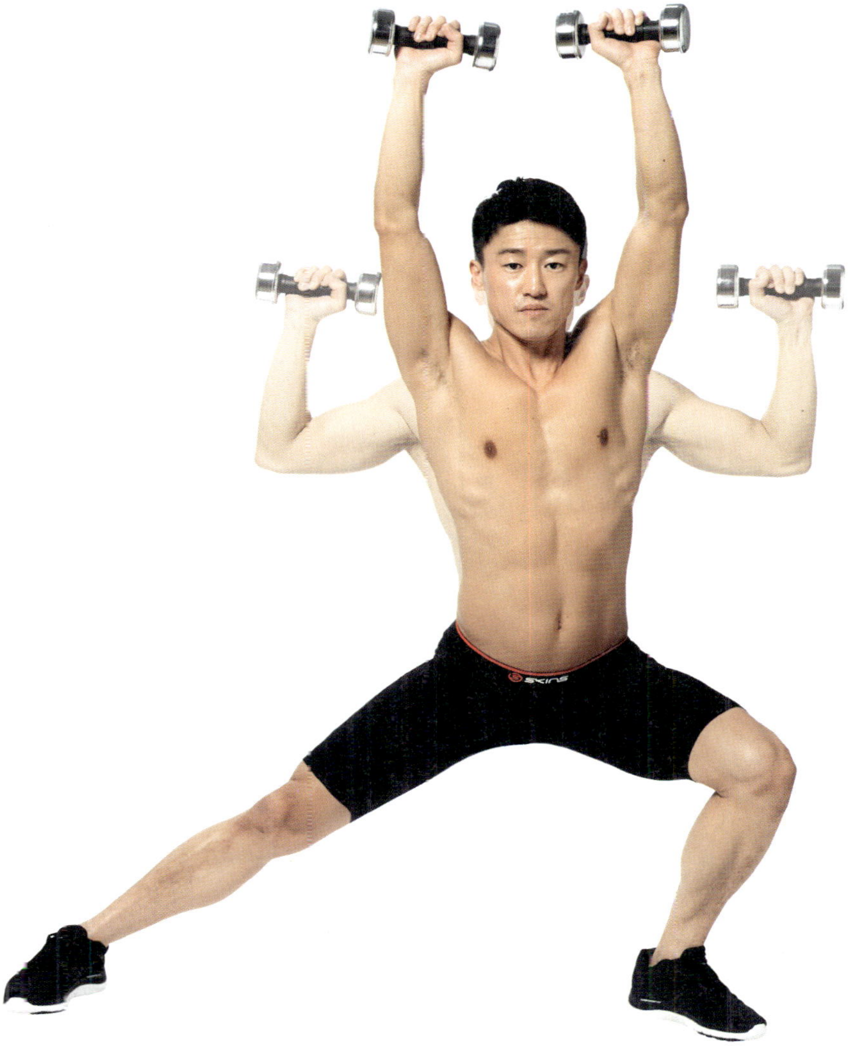

1 다리를 어깨너비로 벌리고 선다. 손바닥이 얼굴 쪽을 향하도록 덤벨을 쥐고 팔꿈치를 굽혀 턱 밑에 모은다.

2 오른발을 넓게 빼며 왼쪽 무릎을 직각으로 굽힌다. 이때 손바닥이 앞쪽을 향하도록 손목을 돌리며 덤벨을 귀 높이까지 들었다가 팔을 곧게 편다. 1로 돌아와 왼발도 실시한다.

3 WEEK ≫ 화·목·토요일
가슴 3 손등, 손바닥 마주치기

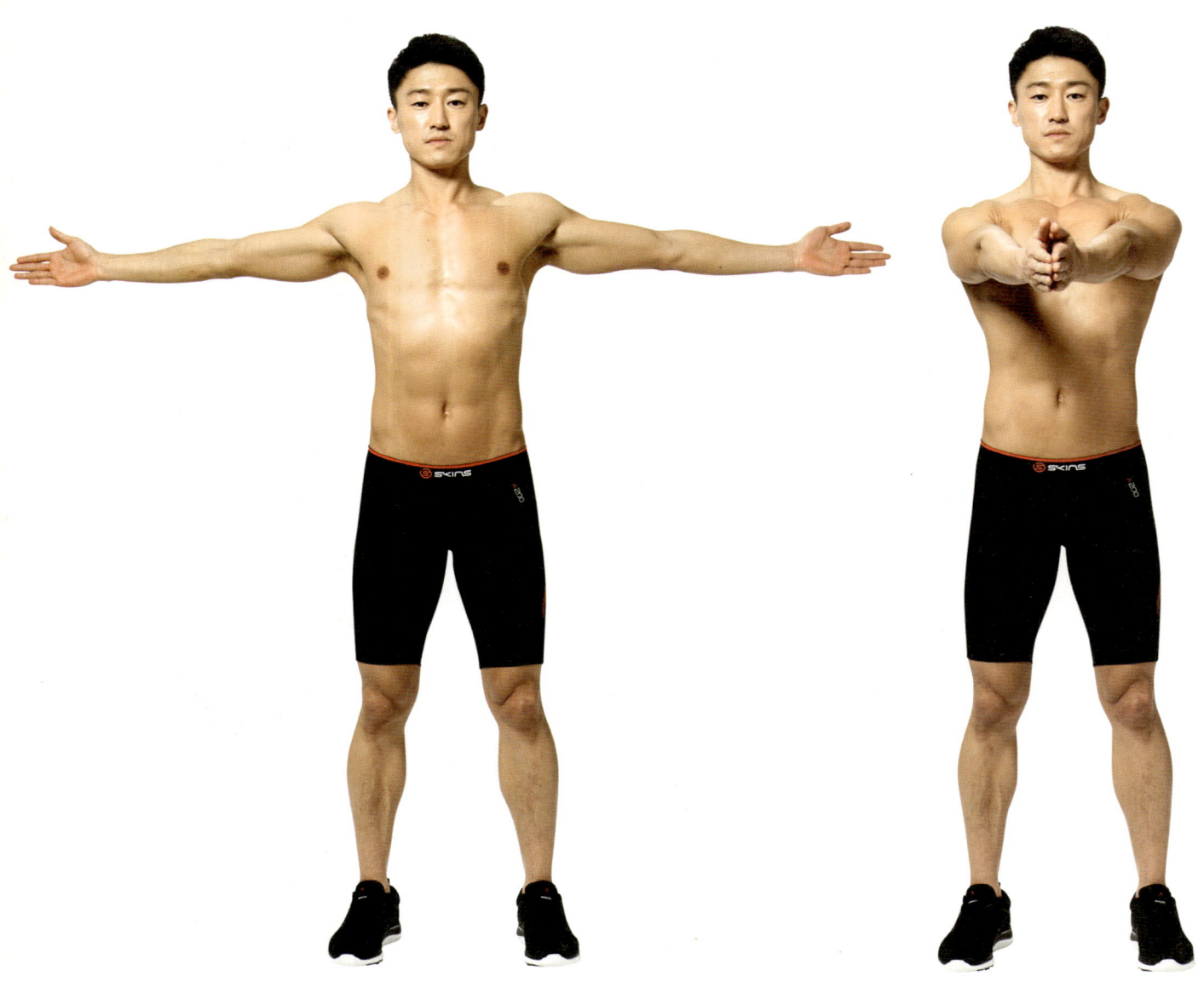

1 다리를 어깨너비로 벌리고 서서 양팔을 옆으로 넓게 들어 올린다.

2 가슴에 힘을 주면서 손바닥이 서로 맞닿도록 팔을 수평으로 모은다.

20회×3세트

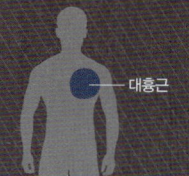

상체에서 가장 큰 근육으로 이루어진 가슴 안쪽을 단련하는 운동이다. 동작을 반복하면 양쪽 가슴 사이에 라인이 생겨 입체적인 가슴을 만들 수 있다. 가슴에 힘을 준다는 느낌으로 실시해야 효과가 좋다.

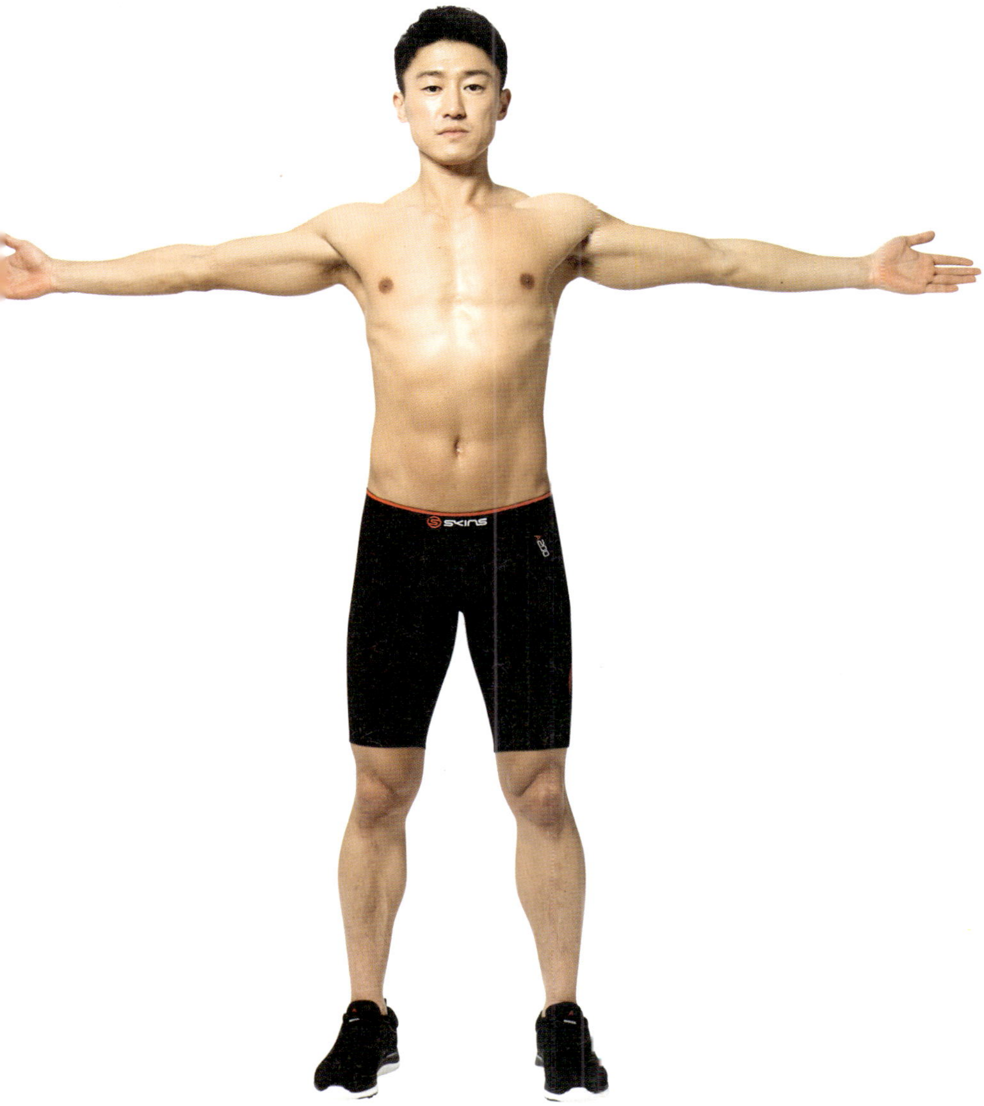

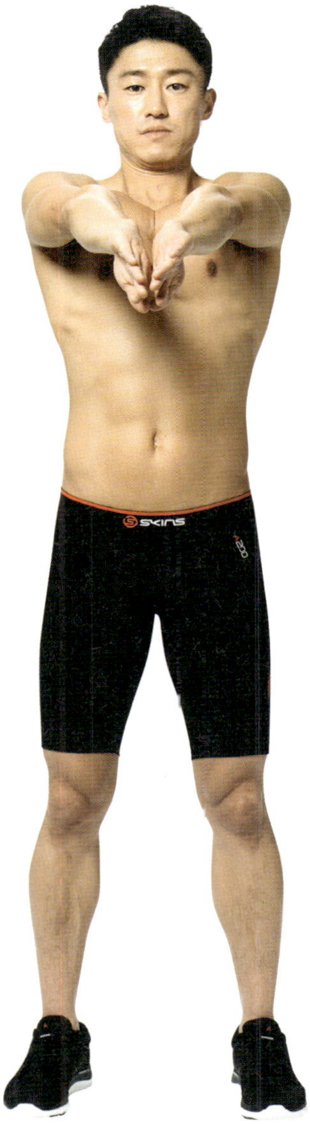

3 다시 양팔을 옆으로 넓게 벌려 1로 돌아온다.

4 가슴에 힘을 주면서 손등이 서로 맞닿도록 팔을 수평으로 모은다.

3 WEEK ▶▶ 화·목·토요일

등3 땅 짚고 등 근육 운동하기

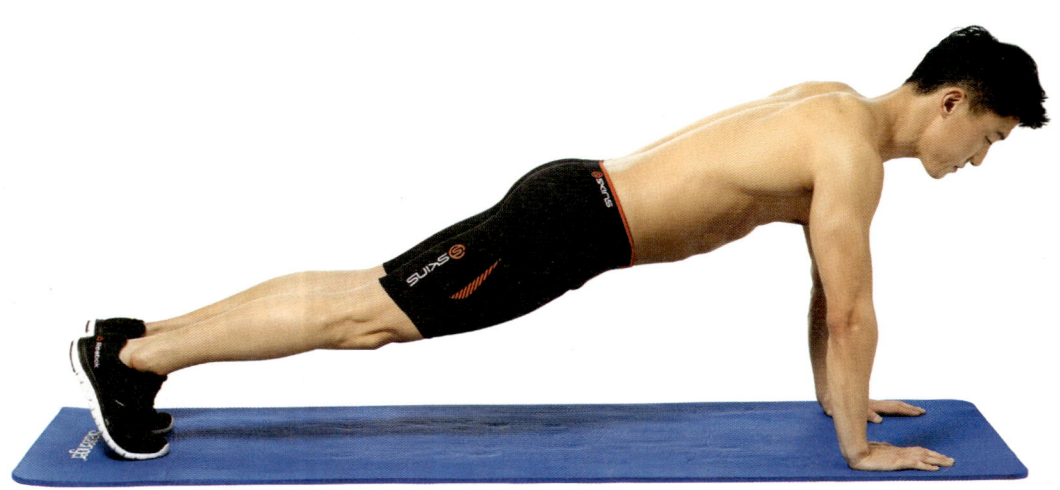

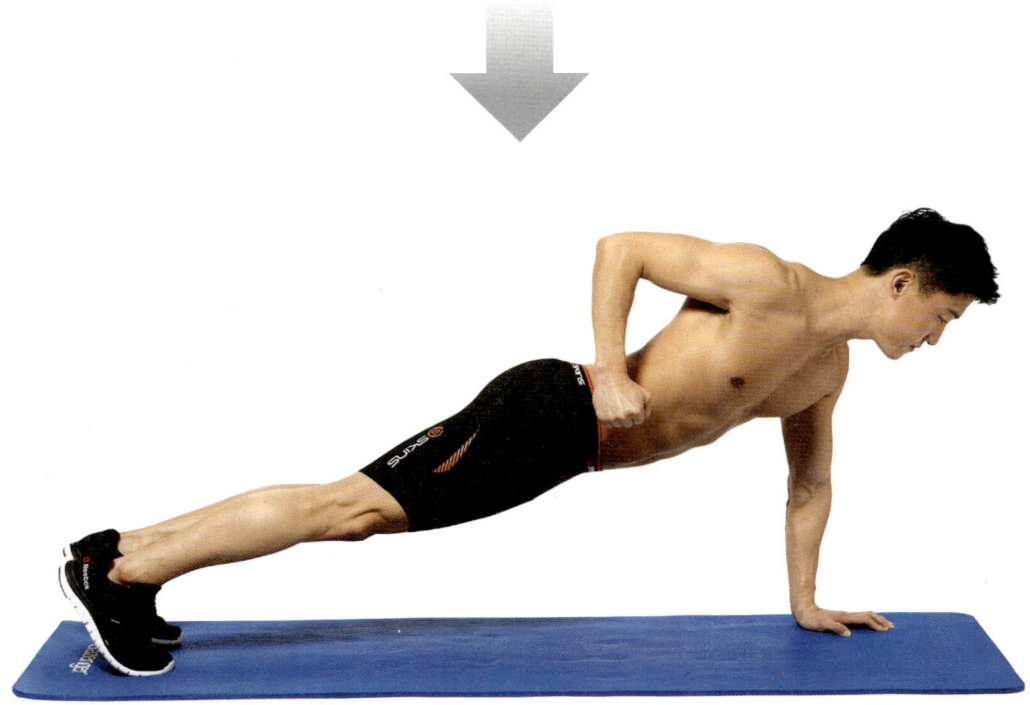

1 팔을 어깨너비로 벌리고 엎드린다. 이때 발끝을 세우고 몸통은 일직선으로 유지한다.

2 왼팔로 몸을 지탱하고 주먹 쥔 오른쪽 팔꿈치를 구부려 당긴다. 최대한 등을 수축시킨다는 느낌으로 시행한다.

20회 × 3세트

체중을 지탱하는 팔 쪽의 어깨 근육과 팔꿈치를 구부렸다 펴는 팔 쪽의 등 근육을 단련한다. 체중만을 이용해 상체 근육을 골고루 자극할 수 있는 운동이다. 모든 단계에서 상처는 움직이지 않도록 고정한 채 동작을 시행한다.

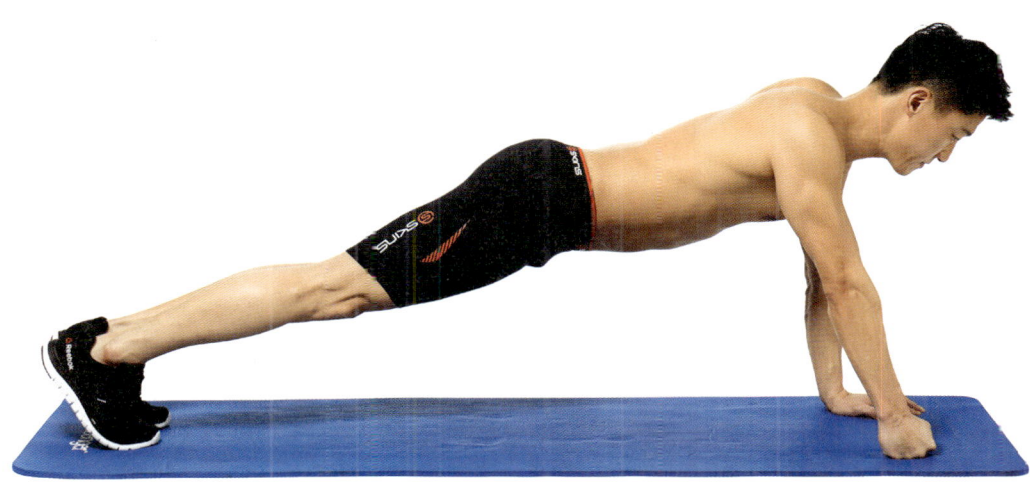

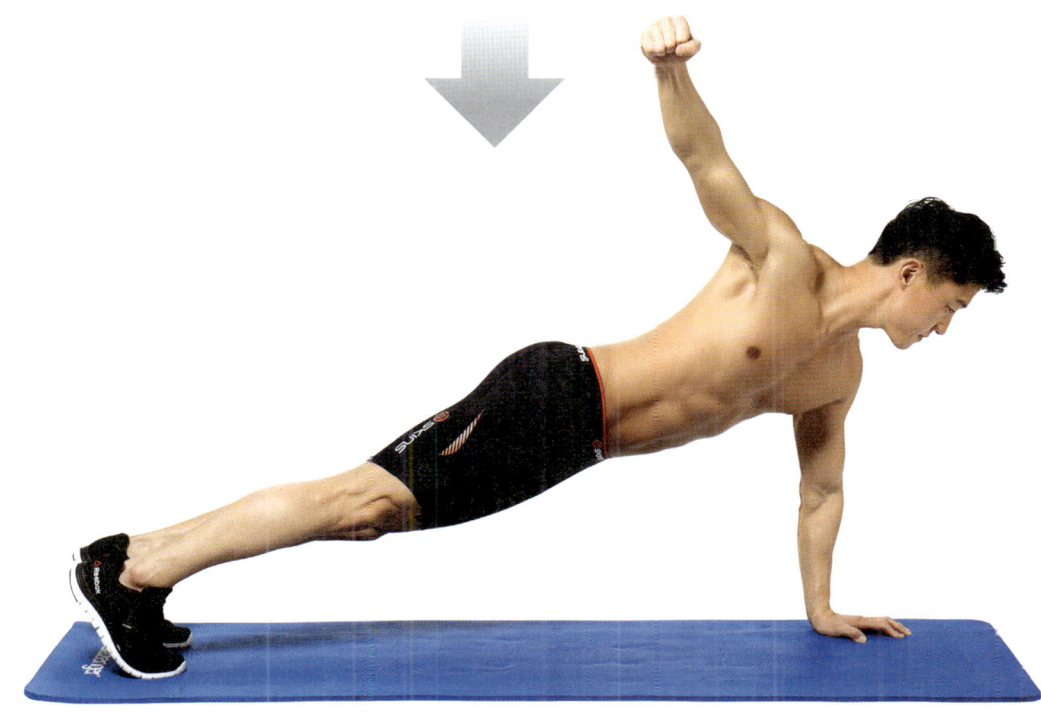

3 오른팔을 내려 주먹으로 바닥을 가볍게 터치한다.

4 다시 오른팔을 곧게 뻗어 옆으로 높이 들어 올린다. 최대한 등을 수축시킨다는 느낌으로 시행한다. 1로 돌아와 왼팔도 실시한다.

3 WEEK ▶▶ 화·목·토요일

20회 × 3세트

팔 3 상체 들어 올리며 팔굽혀펴기

덤벨이나 바벨 없이 팔의 힘으로 상체를 일으켜 세우는 동작만으로도 충분히 팔 뒤쪽의 삼두근 단련이 가능하다. 등과 복부의 근육보다 팔 근육에 집중하며 동작을 반복해야 효과적이다.

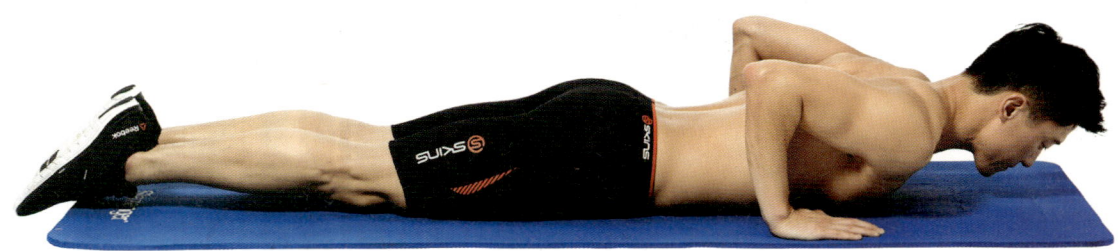

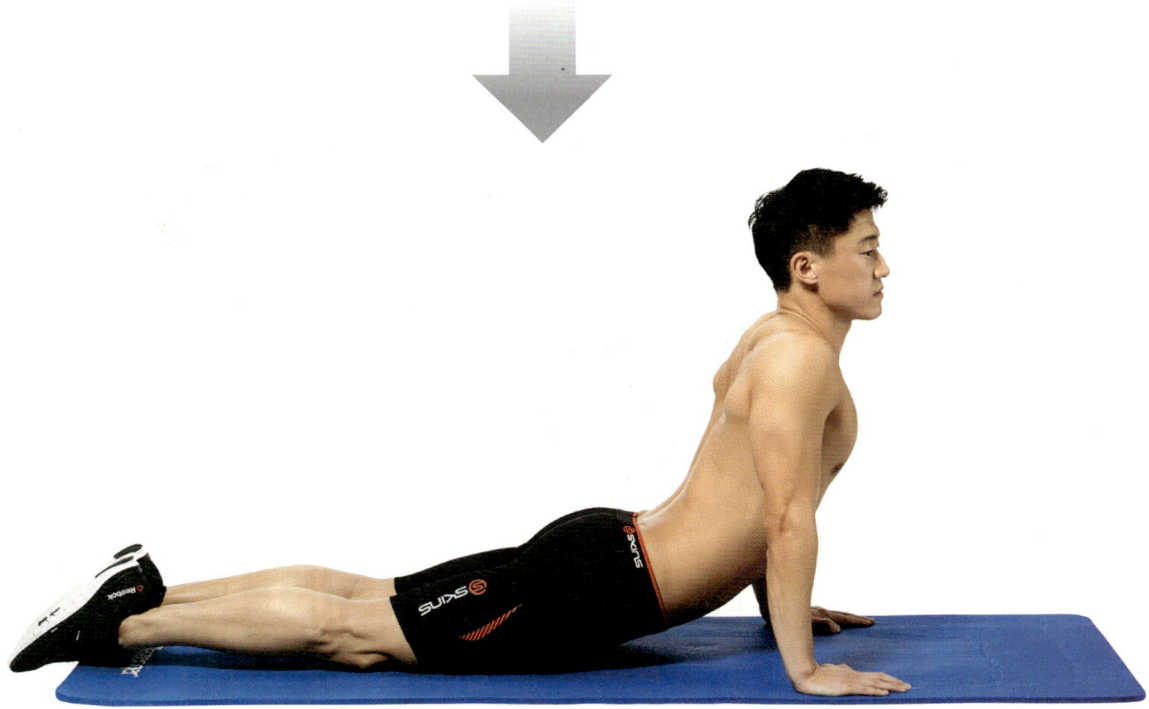

1 엎드려서 팔을 옆구리에 바짝 붙인다. 이때 손바닥은 가슴 옆쪽에 위치하도록 바닥을 짚는다.

2 상체를 천천히 들어 올리며 팔꿈치를 곧게 편다. 1로 돌아와 동작을 반복한다.

3 WEEK ▶▶▶ 화·목·토요일

복부 3 누워서 몸통 웅크리기

20회 × 3세트

복근의 수축과 이완을 반복하는 탄탄한 복부를 만드는 운동이다. 상체를 웅크릴 때 복근을 쥐어짜는 느낌으로 강하게 수축시켜야 운동 효과를 극대화할 수 있다.

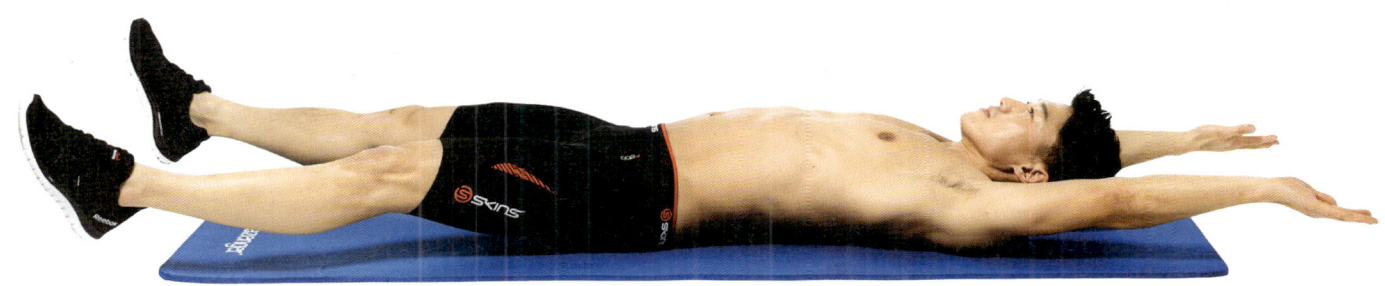

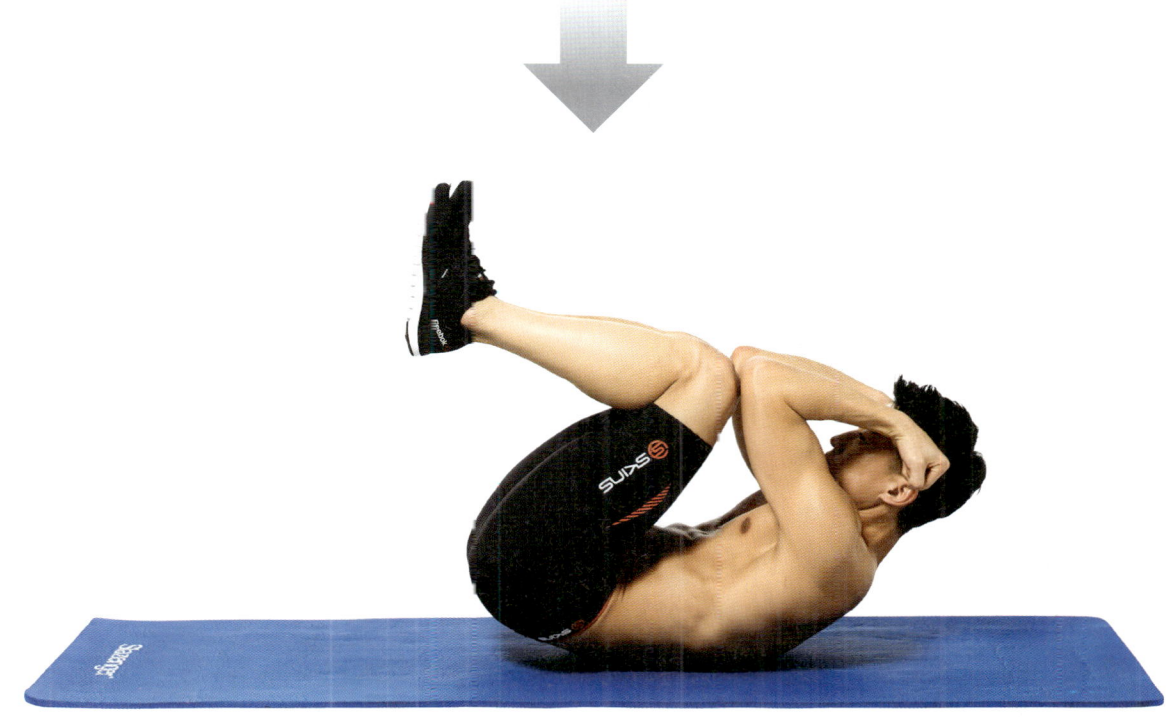

1 팔과 다리를 쭉 펴고 눕는다. 이때 팔과 다리를 바닥에서 살짝 든다.

2 다리를 모아 당기며 상체를 웅크려 무릎과 팔꿈치를 맞댄다. 1로 돌아오 동작을 반복한다.

4 WEEK

| 월요일 | 어깨 21 | 엎드려 어깨 앞뒤로 올리기 |

20회×3세트

척추를 둘러싼 근육을 강화하면서 등, 허리, 엉덩이, 어깨까지 한꺼번에 자극하는 강도 높은 운동이다. 허리 부상의 위험이 있으니 스트레칭을 충분히 하고 나서 동작을 시행해야 한다.

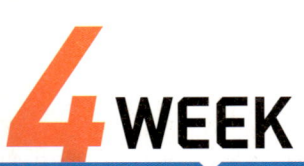
- 승모근
- 후면삼각근
- 척추기립근
- 광배근
- 대둔근

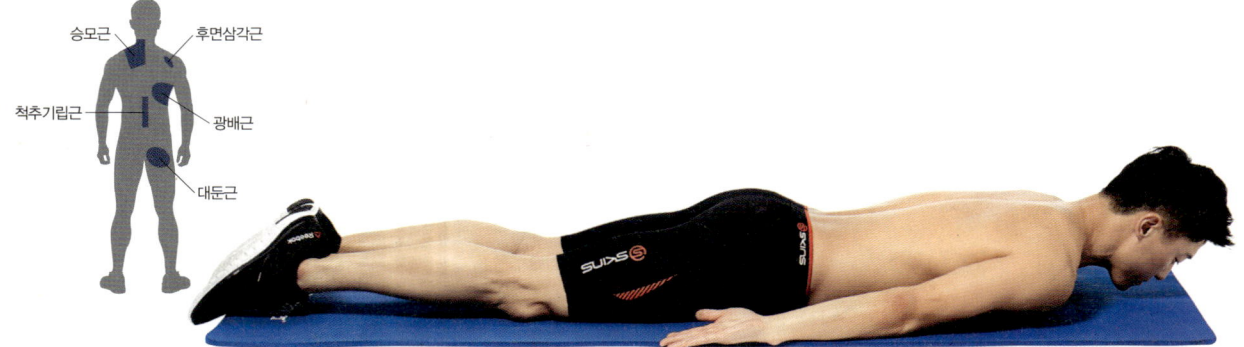

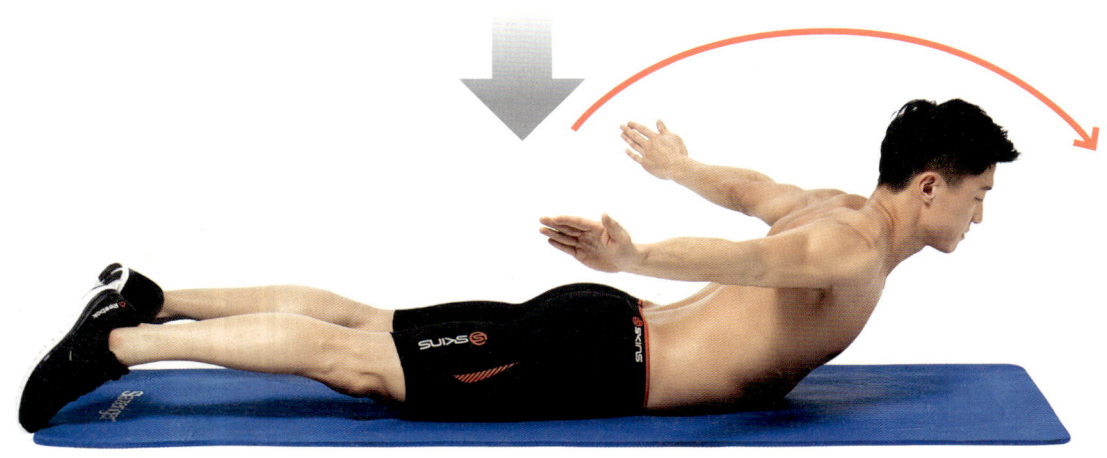

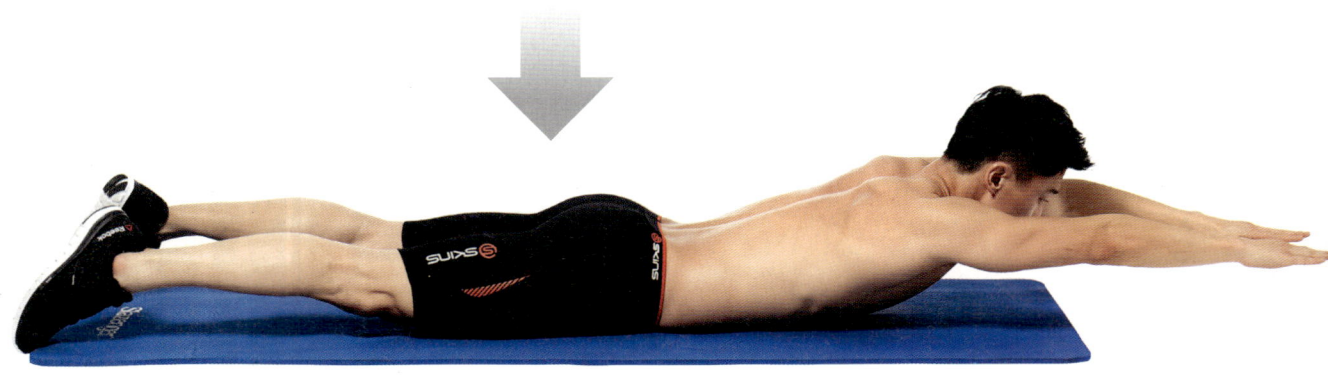

1 양팔을 몸통 옆에 자연스럽게 놓고 엎드린다. 이때 손바닥은 천장을 향하도록 한다.

2 접영을 하듯 손바닥을 뒤집어 팔을 뒤에서 앞으로 크게 회전시키며 상체를 들어준다.

3 양팔이 고개 앞으로 넘어올 때 상체를 함께 내린다. 1로 돌아와 동작을 반복한다.

4 WEEK

| 월요일 | 어깨 22 | 플랭크 자세에서 몸통 돌리기 |

20회 × 3세트

한쪽 팔로 몸을 지탱하면서 어깨를 강하게 자극하고, 가슴 주변 근육과 몸 중심부 근육, 팔과 등 근육 또한 단련한다. 한쪽 팔로 몸을 지탱하기 때문에 전신의 균형 감각도 키울 수 있다.

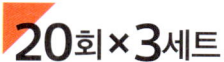

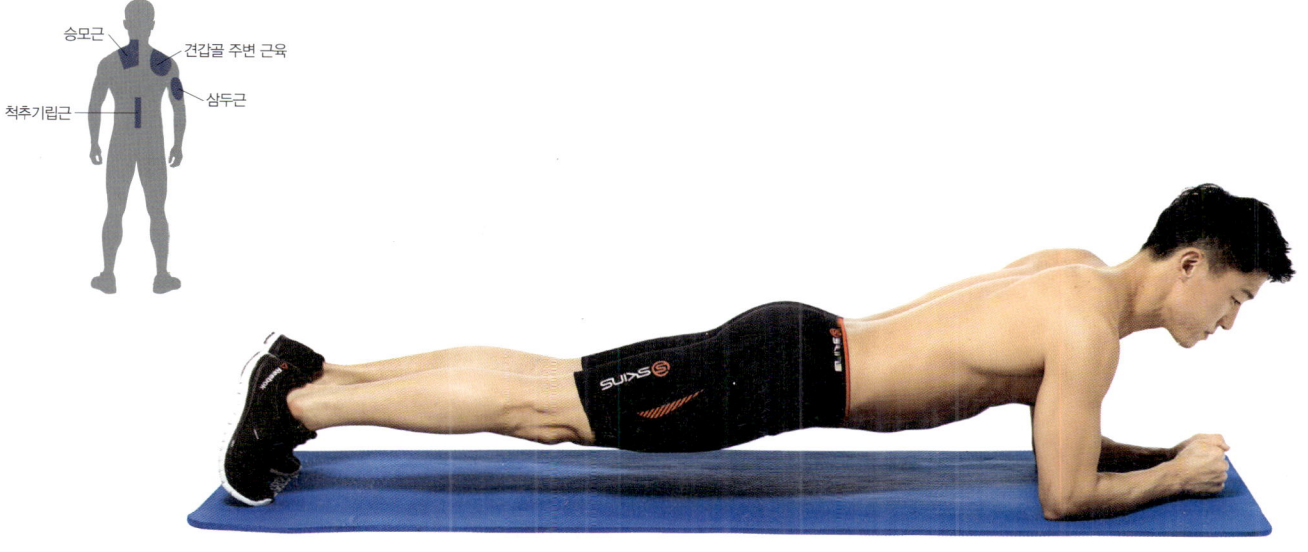

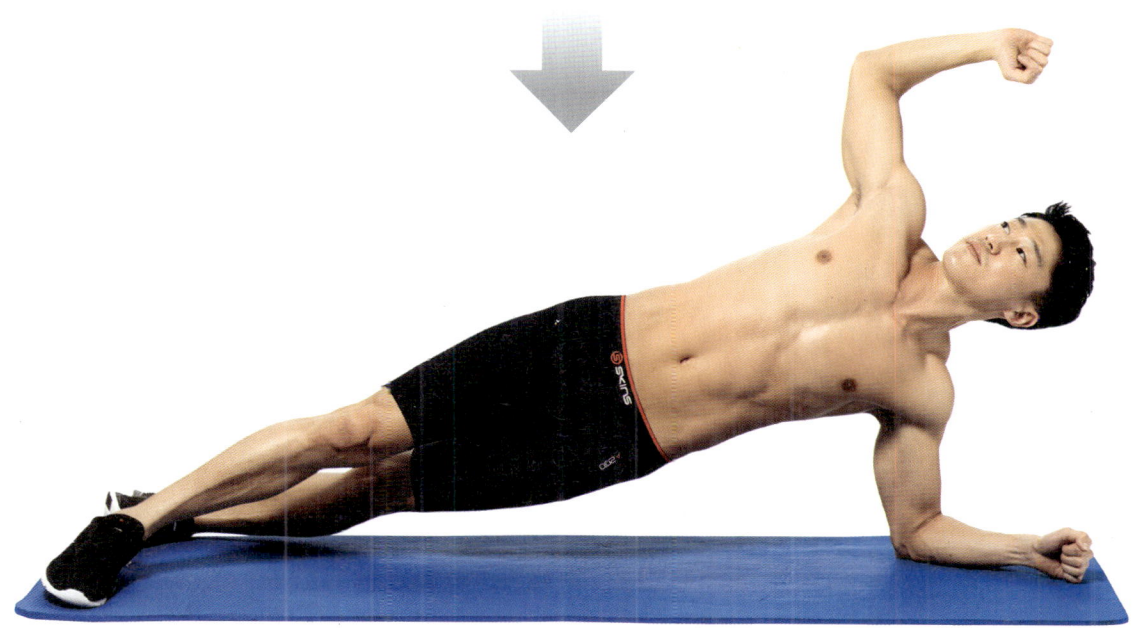

1 발끝을 모아 세우고 주먹 쥔 손을 맞댄다. 팔꿈치를 바닥에 대고 엎드려서 몸을 지탱한다.

2 몸통을 돌리며 오른팔이 바닥과 직각이 되도록 들어 올린다. 1로 돌아와 왼쪽도 실시한다.

4 WEEK

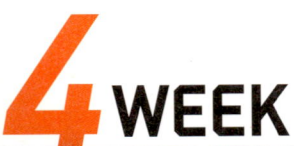

| 수요일 | 어깨 23 | 뒤로 걷기 |

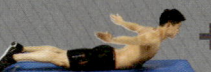 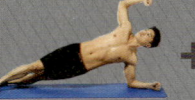

20회×3세트

엉덩이가 밑으로 내려가면 어깨와 팔에 가해지는 자극이 줄어들게 되므로 최대한 높이 들어 자세를 유지해야 운동 효과를 얻을 수 있다. 손끝이 발 쪽을 향하도록 바닥을 짚어야 팔 근육 강화에 좋다.

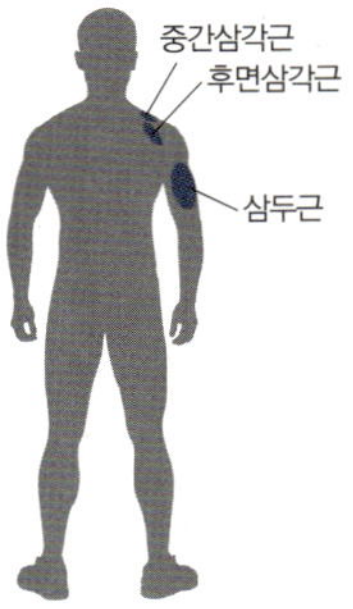

중간삼각근
후면삼각근
삼두근

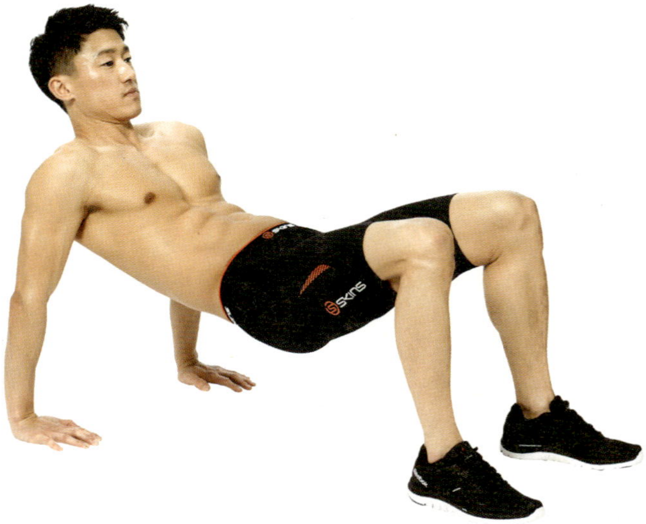

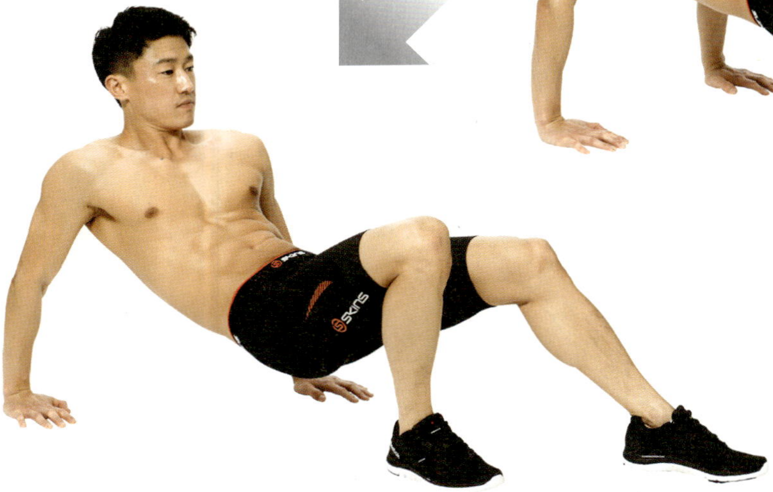

1 무릎을 굽히고 발바닥과 손바닥으로 바닥을 짚는다. 엉덩이를 바닥에 닿지 않게 최대한 들어올린다.

2 먼저 오른팔을 뒤로 짚은 다음에 양발을 교대로 움직이며 뒤로 걷는다.

3 연이어 왼팔을 뒤로 짚고, 양발을 교대로 움직이며 뒤로 걷기를 반복한다.

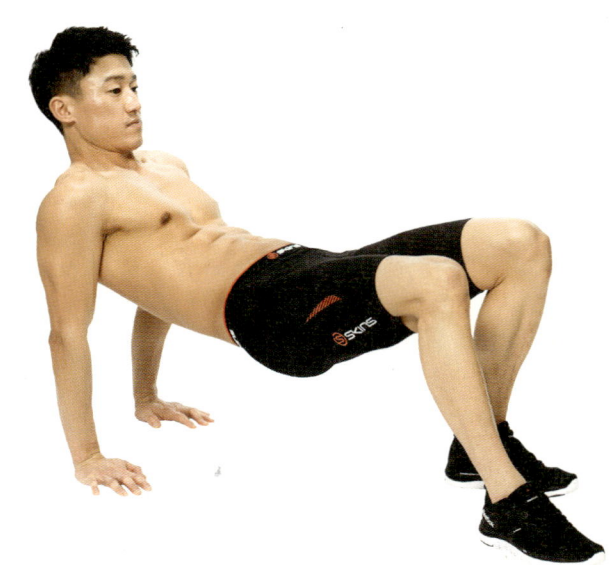

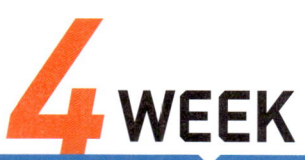

| 수요일 | 어깨 24 | **팔 굽혀 좌우로 움직이기** |

10회 × 3세트

제자리에서 무게중심을 좌우로 이동해 어깨 근육을 한쪽씩 강하게 자극하는 푸시업의 응용 자세다. 삼두근, 승모근, 삼각근을 골고루 자극해서 어깨 전체의 근육을 집중적으로 단련할 수 있다.

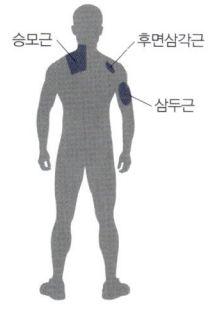

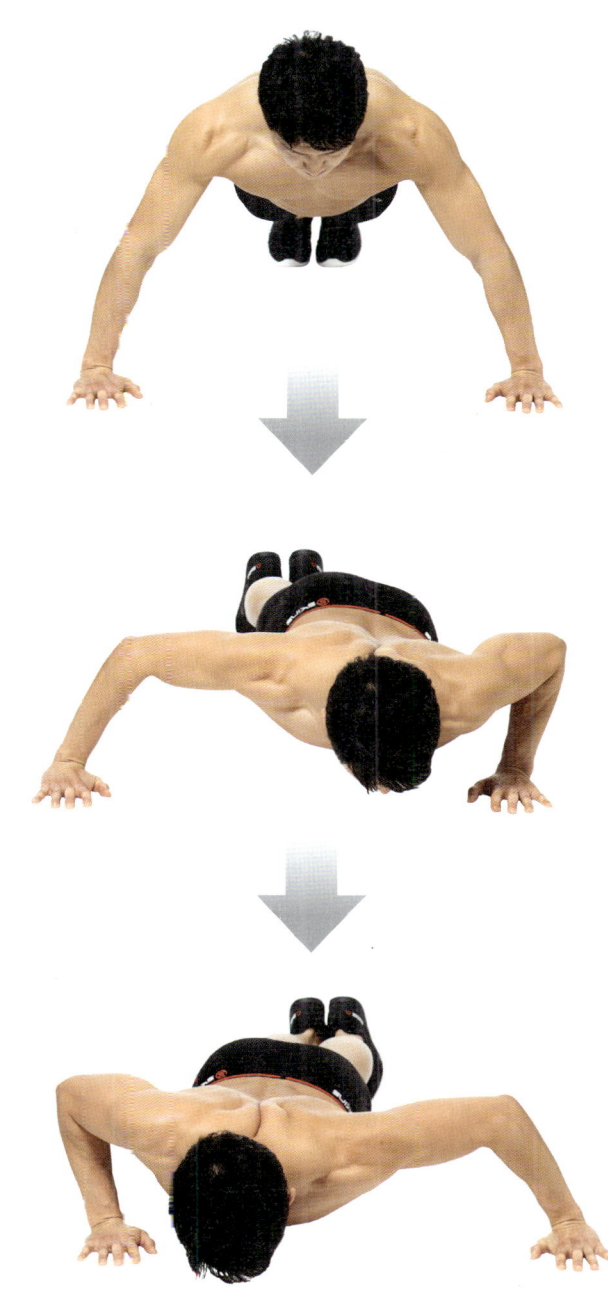

1 팔을 어깨너비보다 넓게 벌리고, 발끝은 모아 세워서 팔굽혀펴기 자세를 취한다.

2 양쪽 팔꿈치를 동시에 굽히되 먼저 왼팔 쪽으로 상체를 내린다.

3 그대로 몸통을 오른팔 쪽으로 움직인다. 팔꿈치를 펴면서 1로 돌아와 반대쪽도 실시한다.

4 WEEK

| 금요일 | 어깨 25 | 웨이브 팔굽혀펴기 |

20회 × 3세트

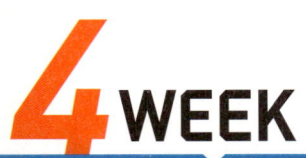

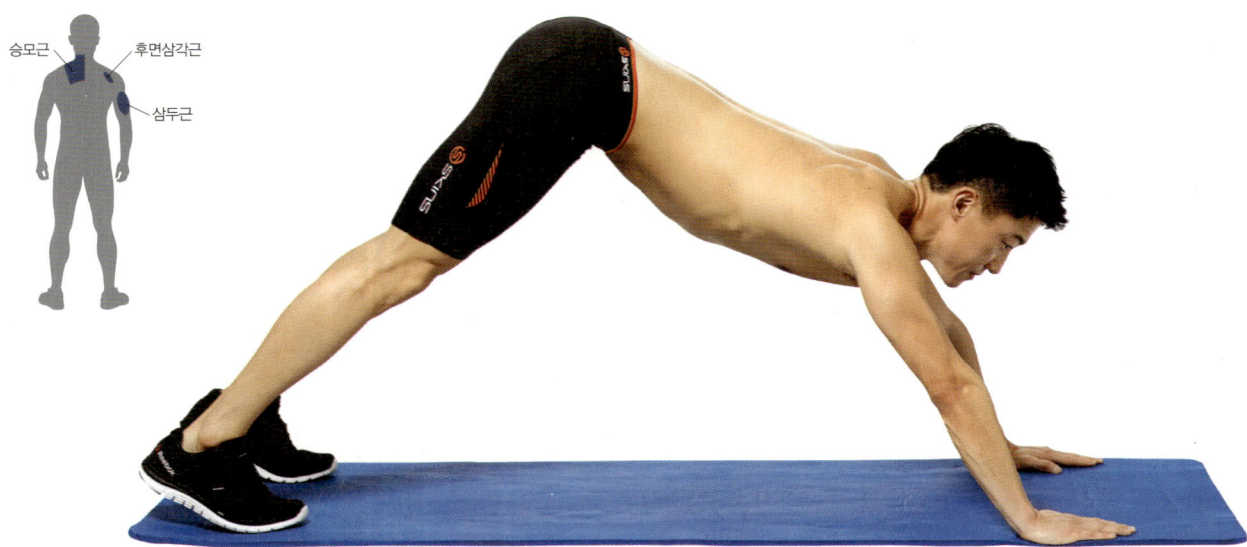

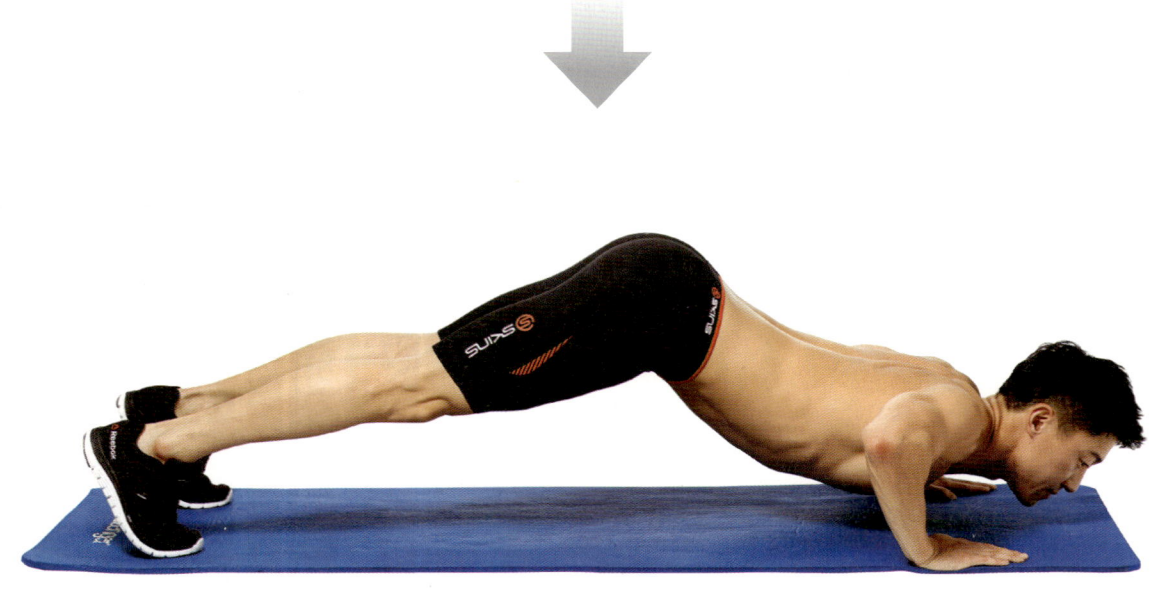

1 팔을 어깨너비보다 넓게 벌려 엎드린다. 상체와 하체가 직각을 이루도록 엉덩이를 높게 세운다.

2 팔에 힘을 준 채 머리와 가슴부터 바닥으로 천천히 내린다.

상체가 먼저 바닥으로 내려갔다 올라오고 하체가 따라 내려가는 팔굽혀펴기의 응용 동작이다. 등과 팔, 어깨 근육 전반에 강한 자극을 준다는 느낌으로, 그물망을 통과하듯 상체를 이용해 웨이브를 타보자.

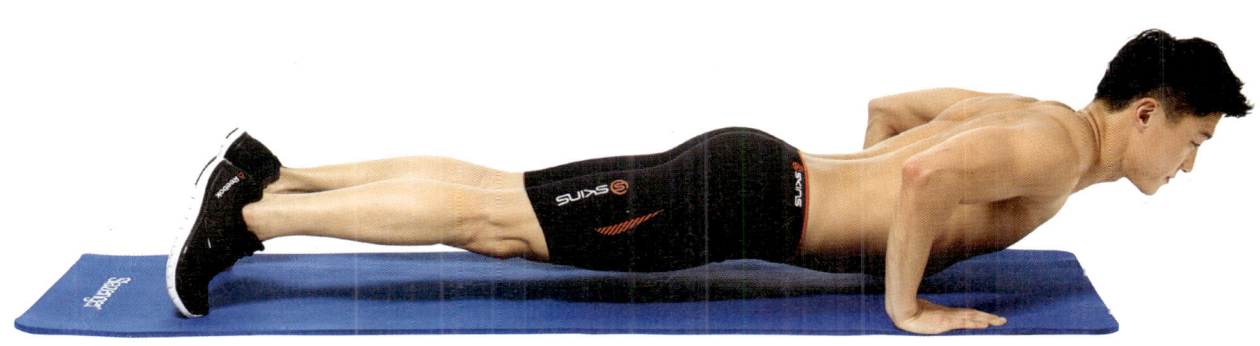

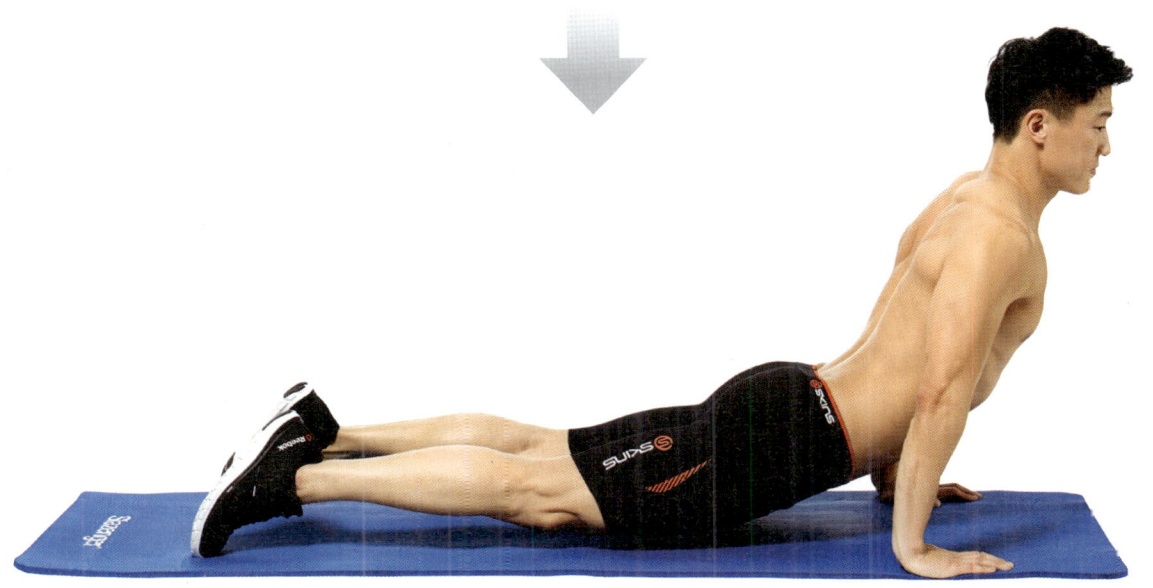

3 상체를 그대로 고정한 상태에서 엉덩이를 천천히 내린다.

4 상체를 완전히 들며 하체를 거의 바닥에 닿을 정도로 더욱 내린다. 상체를 들어 올릴 때 팔꿈치를 곧게 편다.

4 WEEK

금요일 | 어깨 26 ▶ 플랭크 점프

10회 × 3세트

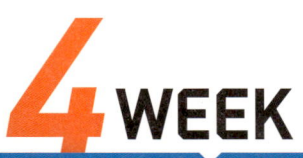

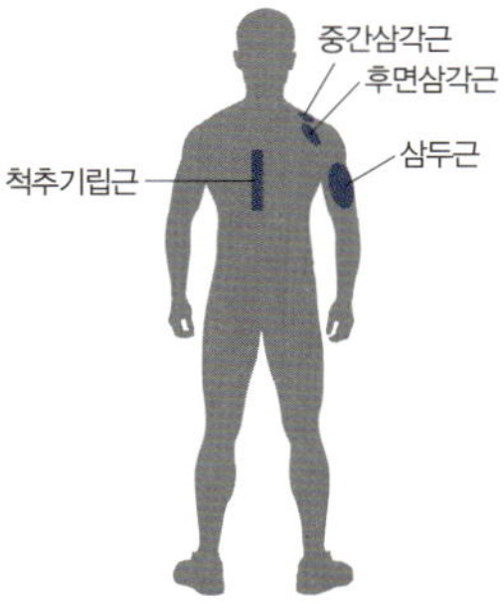

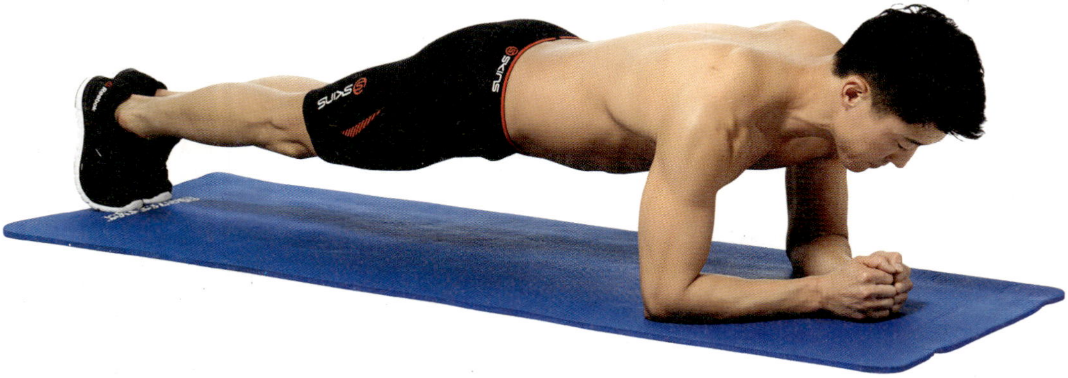

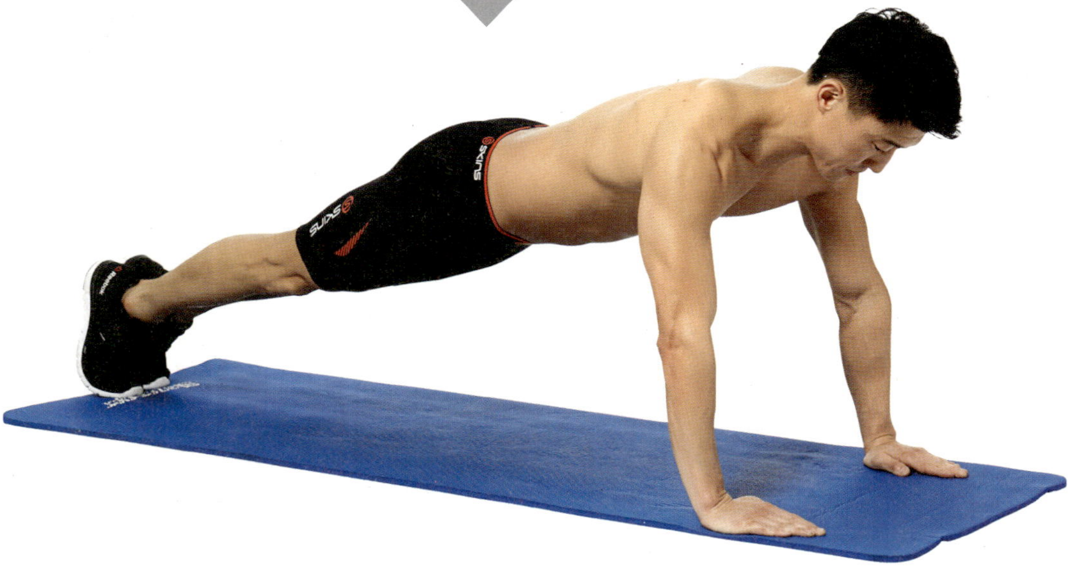

중간삼각근
후면삼각근
척추기립근
삼두근

1 주먹 쥔 손을 모으고 팔꿈치를 바닥에 댄다. 발끝을 세운 채 엎드려서 몸통을 일직선으로 유지한다.

2 어깨와 팔 힘을 이용해 순간적으로 점프한 뒤 팔꿈치를 펴서 손바닥으로 바닥을 짚는다.

몸 중심부 근육을 단련하는 동작을 꾸준히 하면, 전반적으로 신체의 안정감이 좋아지므로 어떤 운동을 하든 효과를 극대화할 수 있다. 상체를 살짝 띄우며 순간적으로 점프를 하므로 팔과 어깨를 강하게 자극한다.

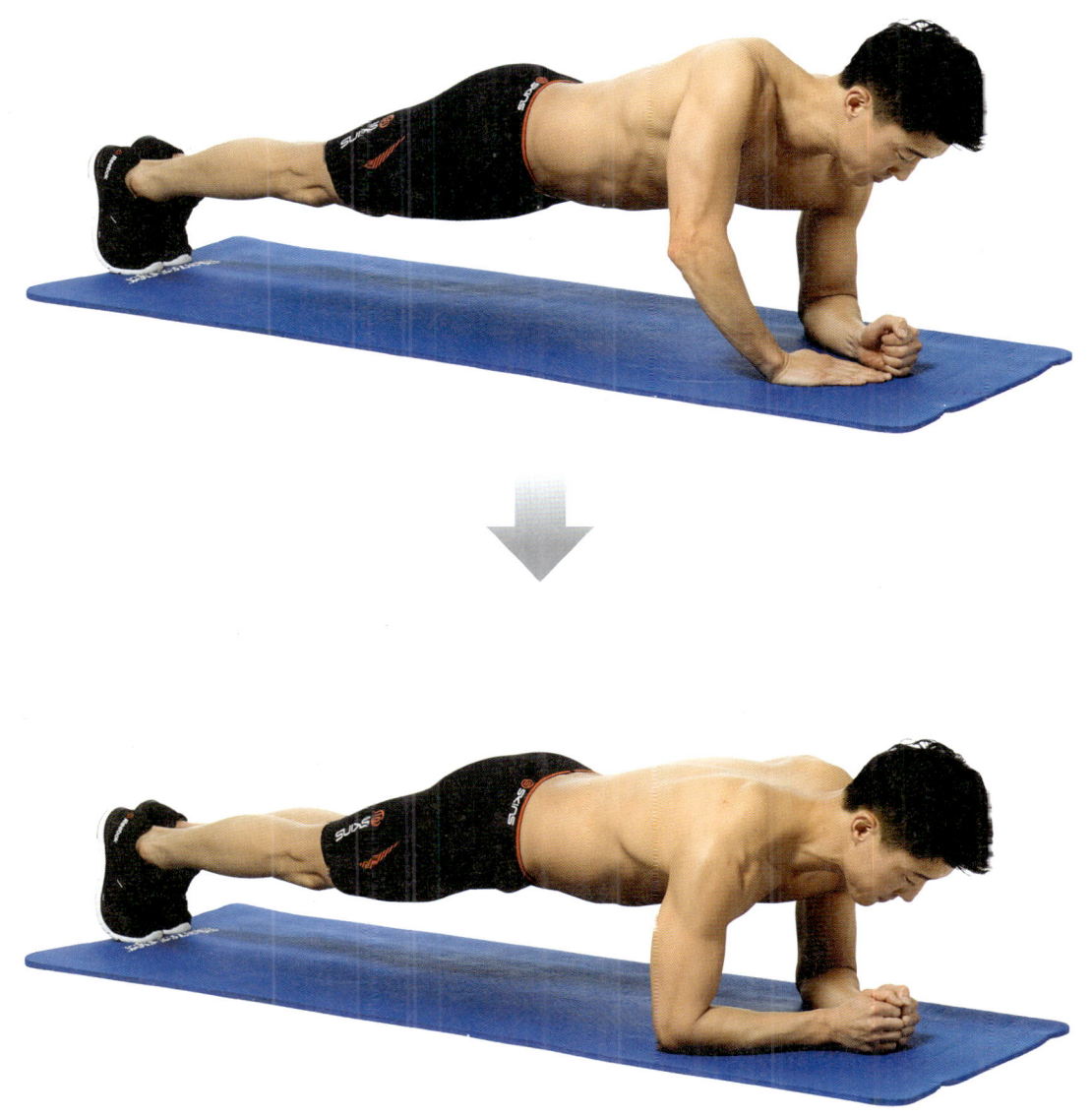

3 왼쪽, 오른쪽 팔꿈치를 한쪽씩 차례로 구부려 바닥에 댄다.

4 1로 돌아와 동작을 반복한다.

4 WEEK ≫ 화·목·토요일

가슴 4 팔굽혀펴기 점프

20회 × 3세트

점프 후 연이어 팔굽혀펴기를 함으로써 가슴 근육을 강하게 자극하고 순발력과 민첩성도 기를 수 있다. 손목 부상을 예방하기 위해 점프는 팔 전체의 힘을 이용한다는 느낌으로 시행한다.

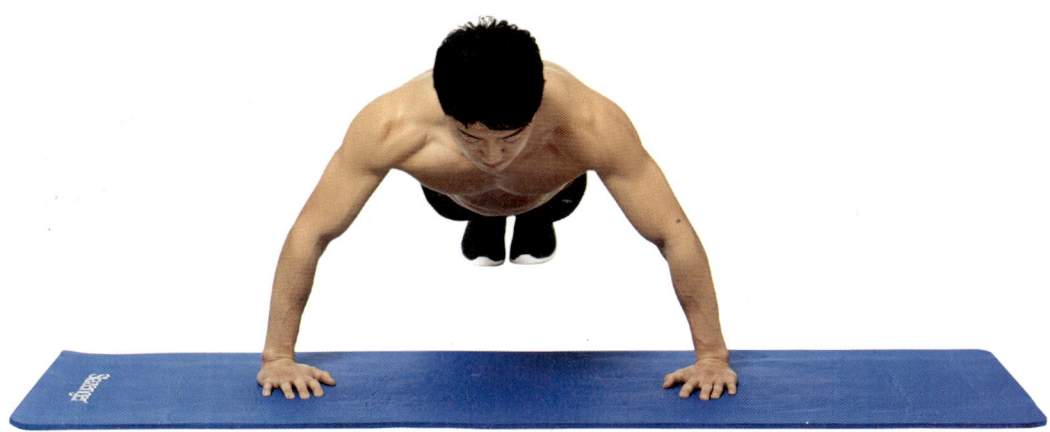

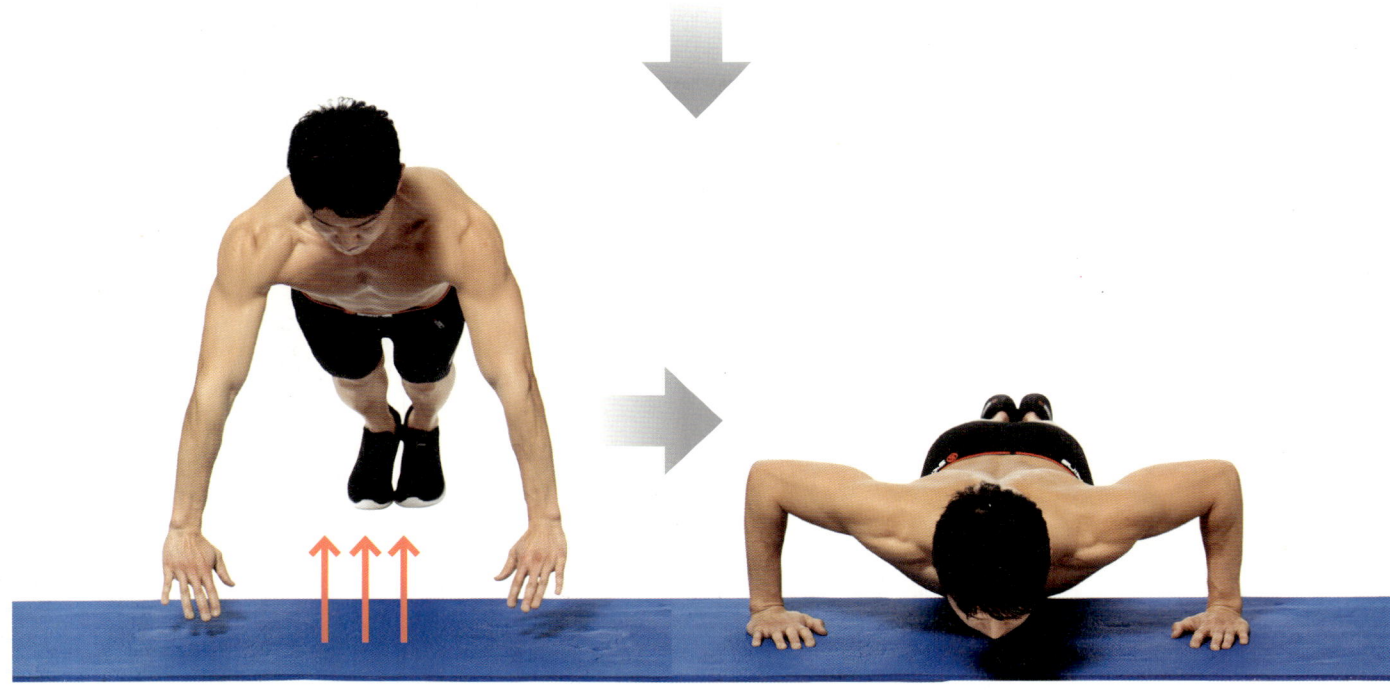

1 팔을 어깨너비보다 넓게 벌리고 발끝은 모아 세워서 팔굽혀펴기 자세를 취한다.

2 하체는 고정한 채 상체만 순간적으로 점프한다. 손목에 무리를 줄 수 있으니 몸을 너무 높게 띄우지 않는다.

3 착지를 하면서 가슴을 깊숙이 내리며 팔굽혀펴기를 하고 1로 돌아와 반복한다.

4 WEEK ▶▶▶ 화·목·토요일

20회 × 3세트

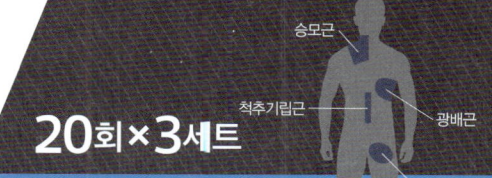

등 4   누워서 팔 당기며 다리 들어 올리기

바닥에 엎드린 상태에서 상체와 다리를 들어 올리는 슈퍼맨 자세는 등과 허리, 엉덩이의 근육을 모두 자극하는 동작이다. 팔꿈치를 등 쪽으로 당기는 동작까지 더해져 등 근육을 더욱 강하게 수축시킬 수 있다.

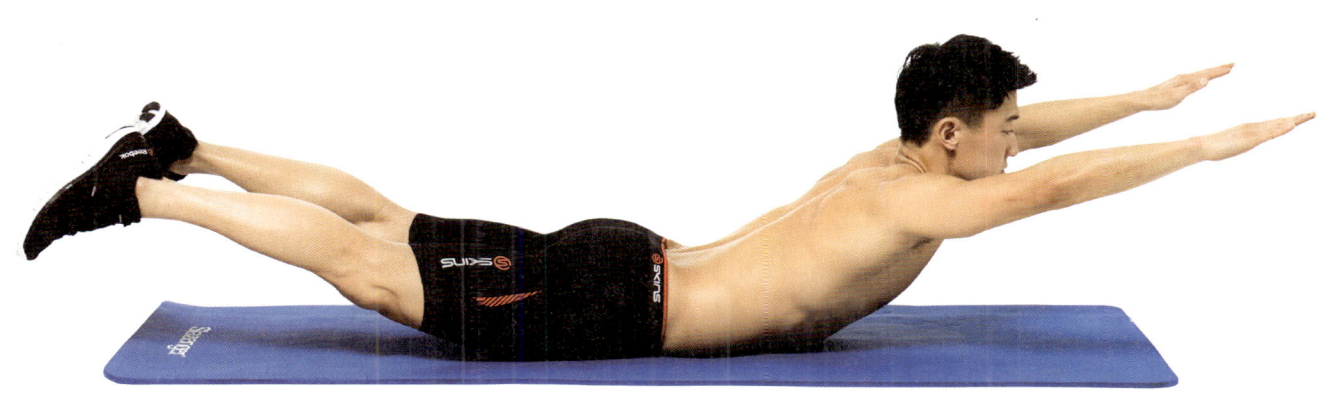

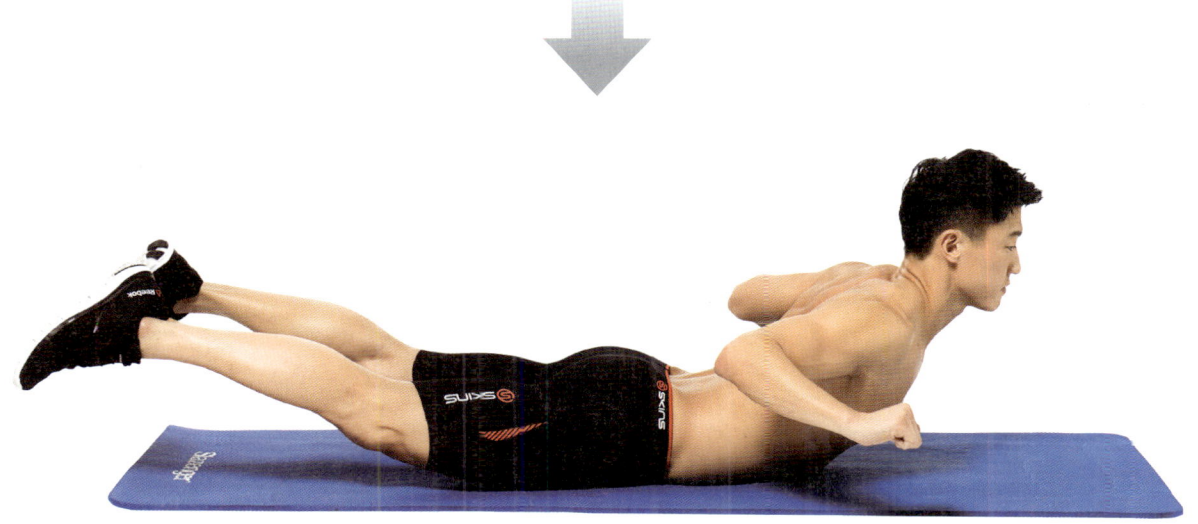

1 바닥에 배를 대고 엎드린 채 팔과 다리를 모두 바닥에서 들어 올린다.

2 팔꿈치를 굽혀서 뒤로 당기며 등 근육을 수축시킨다. 1로 돌아와 반복한다.

4 WEEK ▶▶▶ 화·목·토요일

20회×3세트

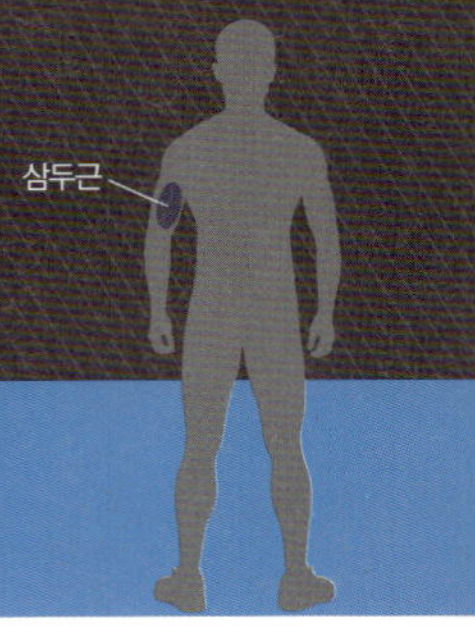

팔 4 — 양손 좁혀서 팔굽혀펴기

양손을 모아 팔굽혀펴기를 하면 팔과 가슴에 힘이 집중적으로 가해진다. 몸통을 일직선으로 유지하며 팔, 가슴 근육의 움직임에 집중해야 효과적이다. 팔을 구부렸을 때 양쪽 팔꿈치가 45도 사선 방향을 향해 있어야 한다.

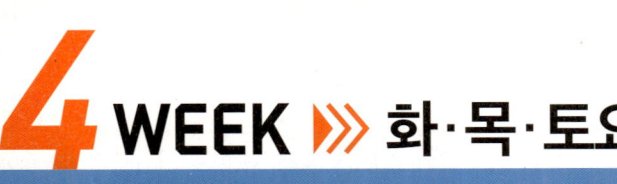
삼두근

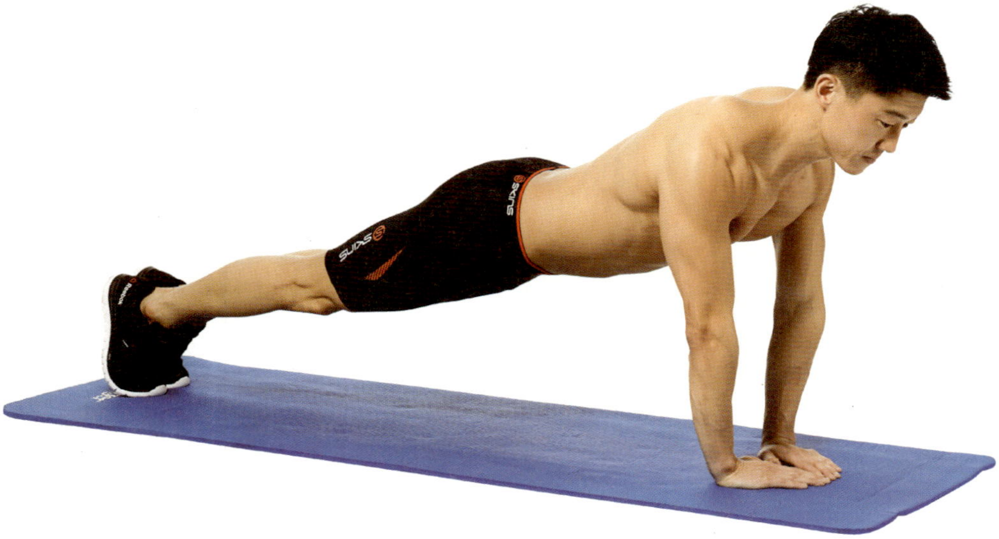

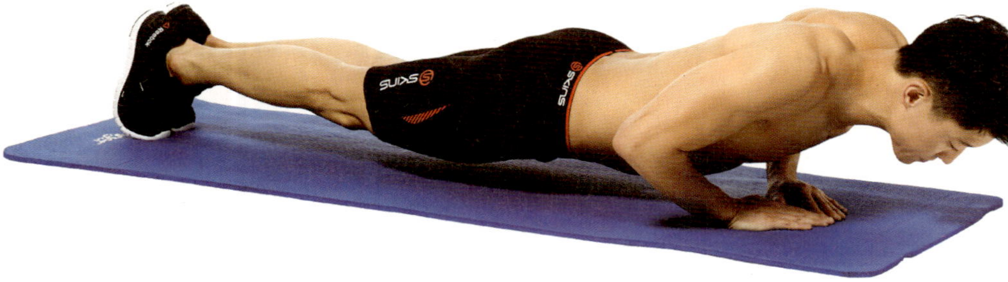

1 양손의 엄지와 검지로 삼각형을 만들어 팔굽혀펴기 자세를 취한다. 이때 팔꿈치는 곧게 편다.

2 몸통을 일직선으로 유지하며 가슴을 바닥에 닿기 직전까지 천천히 내렸다가 올린다.

4 WEEK ≫ 화·목·토요일

복부 4 크로스 크런치

20회 × 3세트

쉽게 빠지지 않는 옆구리 살을 정리하고 라인을 탄력적으로 잡아주는 동작이다. 상체를 단순히 들어 올린다는 느낌이 아니라 비틀어서 일으킨다는 느낌으로, 하체를 고정한다는 느낌으로 반복해야 운동 효과가 좋다.

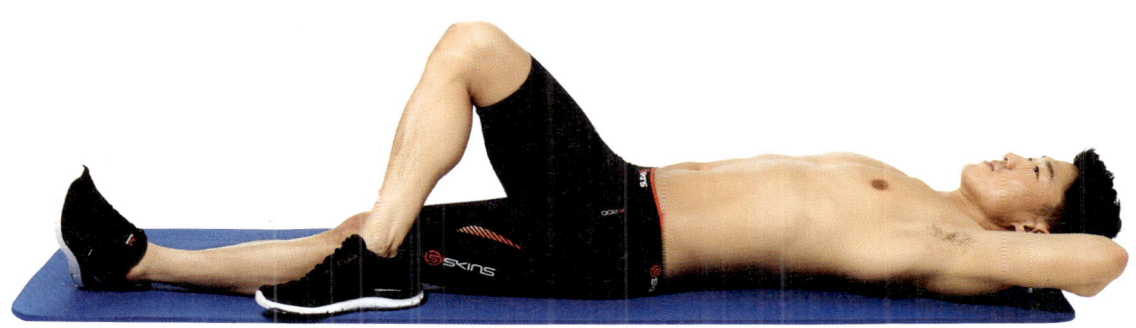

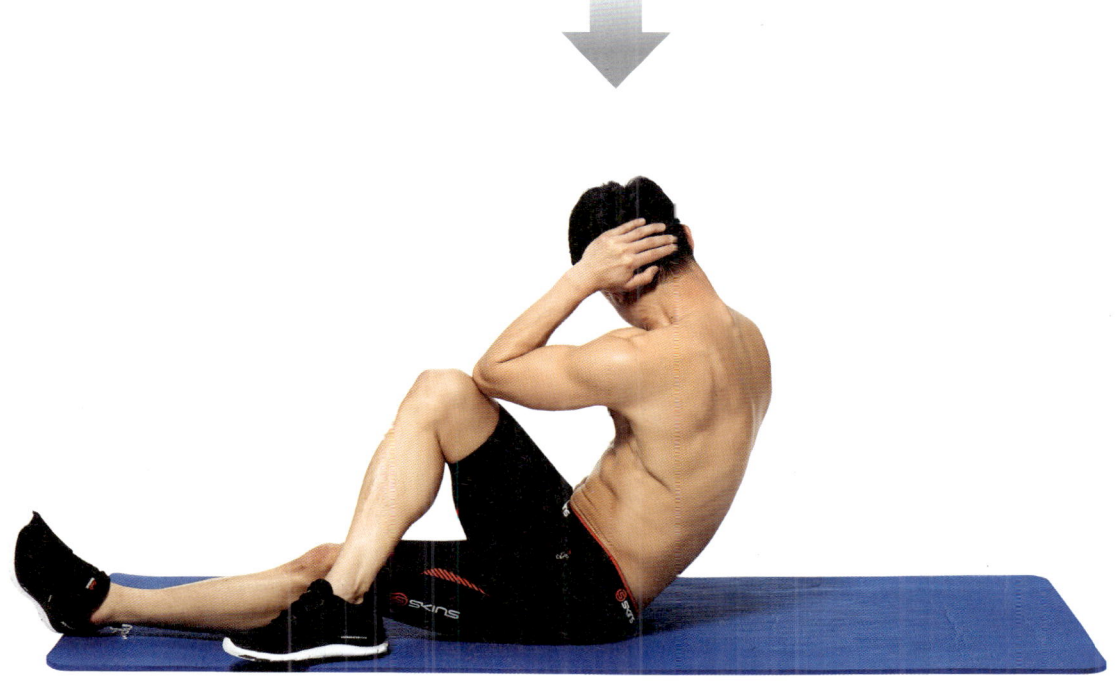

1 바닥에 누워서 오른쪽 무릎을 세우고 왼쪽 무릎 너머 바닥을 딛는다. 왼팔은 머리 뒤에 댄다.

2 상체를 비틀어 일으키며 머리를 받치고 있는 왼쪽 팔꿈치로 오른쪽 무릎을 가볍게 터치한다. 1로 돌아와 반대쪽도 실시한다.

어깨 운동 Q&A

어깨 운동을 할 때 꼭 알아야 할 것들

Q 넓은 어깨를 갖고 싶어서 몇 달째 운동하고 있는데 사이즈가 커지지는 않네요. 어깨를 넓게 만들 수 있는 특별한 비결이 있나요?

넓은 어깨를 만드는 것이 목표라면 너무 가벼운 중량으로 횟수만 채우는 운동은 무의미합니다. 어깨 사이즈를 키우기 위해서는 무게를 점차 올려가며 고중량으로 세트를 시행하는 편이 좋습니다. 예를 들어 첫 번째 세트는 20회 정도 들 수 있는 무게로 워밍업을 하고 두 번째 세트는 15회, 세 번째 세트는 12회, 네 번째 세트는 10회, 다섯 번째 세트는 8회를 드는 식으로 무게를 늘리고 횟수를 줄이며 운동하는 것이 중요합니다.

또한 고중량 운동을 시행한 후에는 영양 섭취를 잘 해주어야 합니다. 탄수화물과 단백질을 충분히 섭취해야 근육의 성장이 일어나 어깨 부피가 커질 수 있기 때문입니다.

평상시의 자세도 매우 중요합니다. 아무리 어깨가 넓어도 목과 어깨를 움츠리거나 자세가 구부정하면 어깨가 좁아 보일 뿐만 아니라 아예 자세가 그렇게 굳어져 버립니다. 평소에 가슴을 약간 내민다는 느낌으로 등 근육에 힘을 주어 어깨를 펴는 습관을 들여야 넓은 어깨를 만들 수 있습니다.

Q 어깨가 굳어서 운동할 때 팔이 잘 올라가지 않아요. 어떻게 해야 하나요?

어깨를 다친 것도 아닌데 이유 없이 어깨가 아프고 팔을 위로 올리기가 힘들다고 말하는 분들을 종종 보게 됩니다. 아직 이삼십대인데도 오십견 증상을 호소하는 분들이 점점 늘어나고 있는 것입니다. 요즘은 대부분 의자에 앉아서 큰 움직임 없이 생활하기 때문에 어깨 근력이 저하되고, 각 관절과 근육에 공급되어야 할 영양이 제대로 분배되지 않아 문제가 생기는 것이지요.

처음에는 통증이 동반되더라도 수시로 스트레칭해주고, 팔꿈치를 돌리는 가벼운 동작으로 어깨 근육을 풀어주는 것이 좋습니다. 스트레칭과 몸 풀기에 익숙해지면 가벼운 물병을 들고 팔을 들어 올리는 동작을 수시로 반복해주세요. 굳어 있던 근육이 풀리면서 운동 가능 범위가 점차 늘어나게 됩니다.

그러나 통증과 증상이 몇 주 동안 지속된다면 과식과 과음을 줄이고, 충분한 휴식을 취하면서 병원을 찾아 의사의 정확한 진단을 받는 것이 좋습니다. 그다음, 병원에서 처방해주는 치료와 운동 요법을 병행하는 것이 가장 현명한 방법입니다.

Q 어깨 운동을 할 때 한쪽 어깨의 힘이 부족해요. 양쪽의 힘 차이가 너무 나면 균형 잡힌 어깨를 만들지 못하는 것 아닐까요?

대부분의 사람들은 양쪽의 힘이 다른 경우가 많습니다. 자주 움직이고, 자주 힘을 쓰는 쪽이 더 강하게 단련되기 때문이지요. 하지만 양쪽의 힘 차이가 지나치게 커서 운동하는 것이 불편할 정도라면 바벨을 이용한 운동보다는 덤벨을 이용한 운동을 추천합니다. 바벨은 양쪽 어깨를 동시에 단련해야 하지만 덤벨을 이용하면 개별 운동이 가능하기 때문입니다.

힘이 강한 쪽이 운동하기가 수월하다고 해서 그쪽만 더 운동하면 안 됩니다. 오히려 약한 쪽의 근력에 맞추어 전체 운동을 진행하고, 추가적으로 약한 쪽만 보강 운동을 해주는 식으로 균형을 맞춰가야 합니다. 이런 식으로 힘이 부족한 쪽의 어깨를 단련해 근력을 키우면 균형감 있는 어깨를 만들 수 있습니다.

Q 셔츠나 수트를 입었을 때 핏이 잘 사는 어깨를 만들고 싶어요. 어떤 운동을 해야 할까요?

옷을 입었을 때 핏이 잘 사는 어깨를 만들겠다고 근육만 키워서는 안 됩니다. 지방이 많으면 탄탄하고 선명한 어깨 라인이 나오지 않기 때문에 근육을 키우는 것보다 지방을 걷어내는 것이 더 중요한 과제입니다. 지방을 우선적으로 걷어내고 나면, 조금만 근육이 붙어도 선명하게 라인이 살아납니다.

지방을 걷어내기 위해서는 적절한 유산소 운동과 식이 조절이 필요합니다. 특히 남자의 경우 체지방률이 적어도 12% 이하로 내려가야 선명한 어깨 근육을 볼 수 있지요. 그러므로 어깨 근육을 단련하는 근력 운동을 꾸준히 하면서 유산소 운동을 병행하는 것이 가장 바람직합니다.

또한 옷을 너무 크거나 작게 입으면 오히려 좁은 어깨가 더욱 부각될 수 있으니, 본인의 어깨 라인에 잘 맞는 옷을 선택하는 것도 하나의 방법이 될 수 있습니다.

넓은 어깨를 만드는 고강도 트레이닝

스타들의 노하우

다니엘 헤니
극한의 운동으로 독하게 만들어낸
할리우드 X맨의 우람한 어깨

집중 운동 기간 12주
체지방&근육량 변화 체지방 5% 감소, 근육량 10% 증가

부드러운 젠틀맨에서 할리우드 악역으로
다니엘 헤니는 자타가 공인하는 훈남이며, 8등신 몸매의 소유자다. 충분히 멋진 몸을 가진 그가 나를 찾아온 이유는 할리우드의 블록버스터 <엑스맨 탄생: 울버린>의 촬영을 앞두고 몸을 만들기 위해서였다. 보통 사람들이 보기에는 다니엘 헤니의 몸은 충분히 멋진 몸이었지만 할리우드 스타들과 어깨를 나란히 하기에는 조금 부족한 상태였다. 주연 배우인 휴 잭맨부터가 190cm나 되는 큰 키에 체격도 이미 우람한 근육질로, 모두가 알아주는 '할리우드 머슬'이었기 때문이다.

미 해병대 트레이닝으로 전신을 벌크업하다
간단한 체력 테스트 후 12주간의 운동 플랜을 짜기 시작했다. 문제는 일반적인 근력 운동으로는 근육을 예쁘게 만들 수는 있지만 X맨 캐릭터에 맞는 '야수처럼 터프한 모습'을 만들기는 어렵다는 점이었다. 그래서 선택한 운동이 '미 해병대 트레이닝'이었다. 미 해병대 트레이닝은 전시에 몸을 병기로 사용해야 하는 미국 특수 해병들이 장비나 운동 기구 없이도 최고의 근력과 순발력, 지구력, 유연성을 발휘할 수 있도록 고안된 운동법이다. 영화 <300>에서 주연을 맡았던 제라드 버틀러도 이와 같은 운동법을 통해 단기간에 최고의 몸을 만들었다.

근력을 극대화하는 프로그램
기존에 시행하던 운동 방법으로는 우람한 어깨를 만들 수 없었기 때문에, 이른 아침인 7시부터 극한이라고 느낄 만한 트레이닝을 구상해냈다. 우선 스튜디오까지 아침마다 달려서 오도록 했다. 그렇게 약 30분을 달린 뒤 곧바로 운동을 시작했다. 타이어를 던져서 받고 동작 취하기, 타이어 몸통 돌리기, 골프공을 가지고 극한의 복근 운동하기 등 그야말로 몸을 끝에까지 몰아넣는 운동들을 빠른 속도로 반복했다. 운동 좀 해봤다면 해본 다니엘 헤니도 도중에 몇 번의 구토를 할 정도로 힘든 프로그램이었다. 고된 시간은 주 5일, 하루 1시간 동안 반복되었고 그렇게 12주가 흐른 후 할리우드 X맨의 우람한 어깨는 완성되었다.

고수
섬세하게 조각하듯 단련한 어깨

집중 운동 기간 16주
체지방&근육량 변화 체지방 10% 감소, 근육량 10% 증가

인내와 노력, 열정으로 완성한 매력적인 어깨
영화 <상으 원> 촬영을 5개월 앞두고 찾아온 고수는 몸 만들기에 관한 그간의 과정과 어려움을 토로하면서 본인이 원하는 몸을 진지하게 설명했다.
곧바로 체력 테스트가 시작되었다. 체력의 한계까지 시험하는 테스트에도 고수는 싫은 소리 한번 없이 끝까지 운동의 반복 횟수와 세트를 마쳤다. 체력으로 했다기보다는 인내와 노력으로 자신의 의지를 표현했던 것이다.
몸의 완전한 변화에는 기본 체격이나 체력, 체질도 분명 크게 영향을 미친다. 하지만 역시나 가장 중요한 것은 열정이나 노력이다. 그런 면에서 고수는 주 3일, 5개월 동안 정말 최선을 다해서 성실히 운동 스케줄과 생활 습관을 지켰다.
약 4주는 기초 체력 강화 운동을 실시했고 그다음 4주는 조금 더 스피드와 강도를 높인 맨몸 운동으로 훈련을 했다. 그렇게 한 주 한 주 강도를 높여가며 주 타깃 부위인 어깨, 가슴을 집중적으로 단련했다. 또한 상·하체의 균형적인 몸매를 이루기 위해 엉덩이와 다리 운동도 게을리하지 않았다.
그 결과 셔츠 안에서 보일 듯 말 듯 매력적인 근육기 만들어지기 시작했고, 집중 운동 기간을 마칠 때쯤엔 균형 있게 벌어진 어깨와 탄탄한 가슴으로 완벽하게 변신에 성공했다.

의상 협찬
리복(PR Agency 퓨어컴) 02-3446-4058 │ 스킨스 080-568-5600

어깨 좁은 남자 탈출 프로젝트

남자의 어깨를
완성하는
절대 10분

펴낸날 초판 1쇄 2015년 4월 15일 │ 초판 2쇄 2016년 1월 5일

지은이 정주호

펴낸이 임호준
이사 홍헌표
편집장 김소중
책임 편집 김희현 │ **편집 2팀** 장문정
디자인 왕윤경 김효숙 │ **마케팅** 강진수 임한호 김혜민
경영지원 나은혜 박석호 │ **e-비즈** 표형원 이용직 김준홍 류현정 차상은

사진 김범경
인쇄 (주)웰컴피앤피

펴낸곳 비타북스 │ **발행처** (주)헬스조선 │ **출판등록** 제2-4324호 2006년 1월 12일
주소 서울특별시 중구 세종대로 21길 30 │ **전화** (02) 724-7684 │ **팩스** (02) 722-9339
홈페이지 www.vita-books.co.kr │ **블로그** blog.naver.com/vita_books │ **페이스북** www.facebook.com/vitabooks

ⓒ정주호, 2015

이 책은 저작권법에 따라 보호를 받는 저작물이므로 무단 전재와 무단 복제를 금지하며,
이 책 내용의 전부 또는 일부를 이용하려면 반드시 저작권자와 (주)헬스조선의 서면 동의를 받아야 합니다.
책값은 뒤표지에 있습니다. 잘못된 책은 바꾸어 드립니다.

ISBN 979-11-85020-78-5   14690
         979-11-85020-77-8 (set)

- 이 도서의 국립중앙도서관 출판예정도서목록(CIP)은 서지정보유통지원시스템 홈페이지(http://seoji.nl.go.kr)와
  국가자료공동목록시스템(http://www.nl.go.kr/kolisnet)에서 이용하실 수 있습니다. (CIP제어번호 : CIP2015009964)

- 비타북스는 독자 여러분의 책에 대한 아이디어와 원고 투고를 기다리고 있습니다.
  책 출간을 원하시는 분은 이메일 vbook@chosun.com으로 간단한 개요와 취지, 연락처 등을 보내주세요.

비타북스는 건강한 몸과 아름다운 삶을 생각하는 (주)헬스조선의 출판 브랜드입니다.